>>> 每天学点中医丛书 <<<

张庆祥/总主编

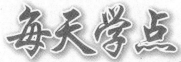

中医舌诊

MEITIANXUEDIANZHONGYISHEZHEN

主编/陈宪海

中国医药科技出版社

内 容 提 要

　　本书为《每天学点中医丛书》之一，全书共分 10 周，每周 7 天的内容。从舌诊概况说起，然后分别是舌色、舌形、舌态、舌质、口味，在此基础上深入到综合分析舌象，最后 2 周是常见病证的舌象。由浅入深、从分散到综合再到应用，全书娓娓道来。本书适合中医院校本科生及中医爱好者阅读参考。

图书在版编目 (CIP) 数据

每天学点中医舌诊／陈宪海主编 . —北京：中国医药科技出版社, 2014. 1

（每天学点中医丛书）

ISBN 978 - 7 - 5067 - 6358 - 5

Ⅰ . ①每…　Ⅱ . ①陈…　Ⅲ . ①舌诊　Ⅳ . ①R241. 25

中国版本图书馆 CIP 数据核字（2013）第 205796 号

美术编辑　陈君杞
版式设计　郭小平

出版　中国医药科技出版社
地址　北京市海淀区文慧园北路甲 22 号
邮编　100082
电话　发行：010-62227427　邮购：010-62236938
网址　www.cmstp.com
规格　710×1020mm $\frac{1}{16}$
印张　13¾
字数　189 千字
版次　2014 年 1 月第 1 版
印次　2018 年 10 月第 2 次印刷
印刷　北京市密东印刷有限公司
经销　全国各地新华书店
书号　ISBN 978-7-5067-6358-5
定价　29. 80 元
本社图书如存在印装质量问题请与本社联系调换

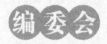

总 序

TOTAL ORDER

　　近年来,中国社会发展的步伐稳健而踏实,各方面所取得的巨大成就令世界瞩目。科学技术迅猛发展,全民经济收入不断提高,令公众对健康保健越来越重视,对中医药的健康需求也越来越多。见诸于报刊杂志、广播电视中的养生保健宣教或科普书籍应运而生,如火如荼,空前繁荣。然而,受到各方面的局限,或对中医学缺乏全面的认识,或在认识的层面上有所偏差,一些栏目与书籍或显得阳春白雪过于专业而清高,或失于严谨而肆意发挥难传真谛,或因对象不明而自云其事令言辞晦涩难懂,或因夸大其词者而令人侧目存疑。由此使得广大民众无所适从,或难解其义,或人云亦云,甚至上当受骗。如何适应广大民众养生保健的需要,为之提供既有专业知识,又通俗易懂的中医药科普读物,成为一种急迫的社会需求。

　　如今随着科技的发展,信息交流的加快,东西方文化的碰撞与相互影响越来越大,中国传统文化遗产的保护越来越受到国家政府的重视。中医学,是中华民族独有的医学体系,是我们祖先在漫长的生活实践中与自然界不懈斗争的实践经验的积累,是古代劳动人民适应自然、利用自然、趋利避害的知识与智慧的结晶,是立足于华夏大地的一门本土创新的学问。她为中华民族的繁衍昌盛做出了巨大贡献,并为世界医学的发展发挥了极其重要的作用,可以说没有中医学,就没有中华民族的今天。

　　中医学知识浩如烟海、博大精深,毛泽东曾经说过:"中国医药学是一个伟大的宝库,应当努力发掘,加以提高。"一个学科的生存与发展离不开知识的传承,而知识的传承,仅专业人员的努力是远远不够的,必须要有广大民众的参与。中医学是来源于人民大众的"民间医学",是与广大民众密不可分的"草根文化",中医学之与民众,犹如鱼与水,草根与土壤,因此中医知识的传播离不开广大民众的参与,更要依靠科学普及的力量,做到"继承不泥古,发扬不离宗",于是这套《每天学点中医丛书》便应运而生。

缘分使然。去年春天一个偶然的机会,我有幸得遇中国医药科技出版社的编辑,一番交谈,一拍即合,心中虽不成熟的想法却得到了出版社有关领导的鼎力支持。为适应当前广大民众学习中医药知识,扩展视野,充实自我,并为养生保健等切身需求有直接的帮助,决定编写出版此套丛书。其初衷要求以通俗的语言讲解中医学理法方药等实用知识,力求从简单入手,每天学习一点,积少成多,通过一定时间达到系统学习进而掌握中医学基本知识的目的,并做到学以致用,为全面了解中医药学的大体框架,指导养生保健与应用中药、方剂、针灸、推拿等打下一定的基础。经过多番思考与交流,我们最终决定本丛书定名为《每天学点中医丛书》。

为保证丛书编写的顺利进行,我与中华中医药学会首席健康科普专家刘更生教授多次商讨研究,集思广益,最终组成了丛书的委员会人员,拟定了丛书编写大纲与编写体例,提出了以高起点、高标准完成编写任务,并力争将其打造成中医药文化普及与传播的精品。分别聘请了山东中医药大学从事中医药相关学科教学与研究的专家学者,分别担当《中医基础》、《实用中药》、《实用方剂》、《中医诊断》、《中医脉诊》、《中医食疗》、《中医进补》、《中医历史》等各分册主编,为加强丛书的实用性与可行性,更有意聘请了附属医院内科、外科、针灸、推拿等一线的科室主任或临床专家分别出任《中医辨证》、《中医舌诊》、《中医美容》、《中医针灸》、《中医推拿》、《中医艾灸》、《中医拔罐》等分册主编,他们或为已功成名就的教授学者,或为享誉中外的临床名家,共同满怀着对中医药学的热爱,不计得失而奉献付出,将经验或精华浓缩为一本本图书奉献给大家。

人们常说"讲课能够被人听懂的老师,才是真正的好老师。"为此,本套丛书的编写原则拟定为:运用通俗易懂语言,讲述中医药专业理论;结合医案故事等实际,帮助记忆相关知识;联系例举临床验案,解读中医实用技能……。在撰写的过程中,有关人员多次碰头交流心得体会,数次修改编写大纲,深入研讨并彼此学习参考各分册样稿,最后决定本书的编写计划。经过全体编著者一年多的不懈努力,《每天学点中医丛书》一套 15 本才得以呈现在读者面前。

本丛书以中医药专业基础层次的学生或研究生、中医药爱好者以及以养生保健为目的的社会民众为主要对象。丛书以系统性与普及性相结合,专业性与实用性相结合为特点。对于喜欢中医药学的从业者或爱好者,可以学到中医学基础知识、中医诊断、中药方剂,以及临床各科针灸、推拿等专业知识,还可以学到常用的灸疗、拔罐、皮肤美容、食疗、进补等实用技术和养生保健知识;对于中医的初学者,则能从中深化对中医药理论以及舌诊、脉诊、辨证等知识的深入理解,以拓宽思路、开阔视野,更好地为中医临床服务。"春华秋实,根深叶茂",相信通过大家的学习,我们能够达到预期的目的。

目标高远而落实有期。囿于水平有限、经验不足,见于分册中则或见中医术语的应用、语言文字的表达、临床医案的例举、生活典故的运用等,难免有不足或欠妥之处。诸如此类,有待改进的地方颇多,在此诚心恳请大家在阅读之中,及时记录并反馈给我们,以利于进一步完善提高。

张庆祥
癸巳年季冬于泉城济南

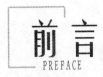

前言
PREFACE

中医学在科技高度发达、人民健康需求日益增强的现代社会，愈来愈显示出其独特的魅力。中医学重视整体，强调人与自然、社会的和谐，关注疾病的预防。近年来掀起的中医养生热，说明中医"治未病"理念已经深入人心。

"望舌"是中医保健养生和治疗疾病的一个重要步骤，舌诊是一种无创伤又有重要诊断意义的方法。对医生来讲，舌诊是诊断疾病的手段。俗话说，"每天照一照，有病早知道"，舌象是人体的一面镜子，从这个意义上讲，对于每一个人来说，学点舌诊的知识，都是有必要的。

本书作为一部中医舌诊科普书籍，从中医理论、发展历程、实际应用等方面，通俗易懂地介绍了生活中常用的中医识别舌象的方法。本书既可供中医院校学生在舌诊教材之外深入学习，也可供临床医生诊断疾病参考，还可为广大中医爱好者提供相关知识，指导日常生活保健。

本书从内容上说，分为舌诊总论与舌诊各论两大部分。舌诊总论介绍了舌诊在中医诊断中的地位、舌诊的发展历史、舌诊与脏腑经络的关系、舌诊的方法与注意事项、舌诊的现代研究等，主要对应本书第一周的内容。舌诊分论将舌诊从舌色、舌形、舌态、苔色、苔质、舌诊与饮食口味、舌诊与病证、全面分析舌象等几个方面分别论述，主要对应本书第二至十周的内容。在"病证与舌象"内容中，我们选择了感冒、哮病、汗证、不寐等14个病证，分2周讲述，在具体的病证中学习舌诊，可以更加深刻理解中医辨证论治的特色以及舌诊在诊断中的作用。在"辨析口味"一节中，我们特别将问诊中"问饮食口味"的内容加入其中，增加了舌诊的完整性与实用性，也算是本书的一大特色。最后我们将临床过程中拍摄到舌诊的图片精选出12张附在本书的末尾，供读者在学习舌诊的过程中参考，虽然仅仅是12张，但已经大致包括了临床过程中常见的基本舌象。

中医学博大精深，科学技术日新月异。由于编者水平有限，时间紧迫，书中难免出现缺点和错误，敬请读者批评指正，以便再版时修改完善。

陈宪海

2014 年 1 月于泉城

目 录

CONTENTS

舌诊概说

在中医认识和诊断疾病的过程中，我们伟大的祖先总结出了一种特殊的诊法——舌诊。舌诊是望诊的重要方面，具有悠久的历史。舌具有特殊的形态结构和脏腑经络联系。规范运用舌诊有助于我们更加准确地了解病人的病因病机，请看舌诊概说。

第1天
中医怎样诊断疾病

作为中国人，在某些方面应该是感觉到幸福的，比如在国外，一旦某人被西医学宣布患了不治之症，等待他的基本只有时间了，而作为中国人，却可以寄希望于一门不同于西医学的医学——中医学。几千年来的积淀，使得中医学形成了一套独特的理论，并在现代社会中依然解决着许许多多西医学束手无策的难题，其理论并没有因为与我们相隔千年而变得落后，相反，愈久而弥新。

言归正传，中医是怎样诊断和治疗疾病的呢？

有过中医就诊经历的朋友都会注意到，中医大夫诊病时常常会要求患者伸出舌头，会问你口渴与否，会用手摸西医学解剖中说的"桡动脉"——切脉，这种诊断方法是西医学所没有的，即古人所总结的"望""闻""问""切"四诊。

> 望而知之谓之神，闻而知之谓之圣，问而知之为之工，切脉而知之谓之巧。
>
> ——《难经·六十一难》

"望诊"是医生查看病人的神、色、形、态、舌象、头面、五官、四肢、二阴、皮肤及排出物，本书中涉及的舌诊是望诊的重要方面。古代名医扁鹊非常善于"望诊"，《韩非子》里记载了这样一则故事：扁鹊一日见到蔡桓公，通过望诊，扁鹊发觉蔡桓公有病于"腠理"，不治恐怕加剧，蔡桓公不信，十日后发现病在肌肤，又十日病在肠胃，又十日病已经到了骨髓，在这期间扁鹊每次的提醒都被蔡桓公拒绝，过五天，蔡桓公身体疼痛，发病而死。由此可以看出扁鹊高超的望诊技术，"讳疾忌医"的典故即源于此。

"闻诊"指医生运用听觉诊察病人的语言、呼吸、咳嗽、呕吐、嗳气、肠鸣等，以及运用嗅觉诊察病人发出的异常气味。

"问诊"即是询问病人的主观不适及疾病的发展及诊治过程。"问诊"的杰出代表当推"医圣"张仲景，在其著作《伤寒杂病论》（后世分为《伤寒论》《金匮要略》两部书），将问诊推向了极致，仲景总是可以凝练出一个非常典型的症状（如"渴"与"不渴"、小便"利"与"不利"）来判断疾病的类型。

"切诊"狭义上讲是中医的脉诊，广义上讲还要包括触按患者周身的肌肤、手足、胸腹、腧穴等。比如中医经方派里专门有一派以"腹证"见长，即通过按压患者腹部诊断治疗疾病。

通过四诊合参，汇总分析，中医大夫们会得出一个体现疾病机理的"证"。比如大家耳熟能详的"肝气犯胃""脾肾阳虚"，或者是"小柴胡汤证"等。以上便是中医辨证的部分，值得一提的是，中医从来不将诊断与治疗割裂开，诊断与治疗是同步的，因此中医常说"辨证论治"。这里不得不提到中医在诊断中常涉及的几个方法，像"整体观""天人相应"等，具体放在后面舌诊的思维方法里面展开。

虽然看似很简单，望、闻、问、切，四诊合参，就可以做出诊断，但事实并不是像大家所想象的样子。中医是一种情怀，一门偏于感性、偏于哲学思辨的学科，是需要一种感悟、一种体验的，正是因为这样，有些人"衣带渐宽终不悔，为伊消得人憔悴"，但苦其一生，不得其法，不入其门；但有些人却可以"蓦然回首，那人正在灯火阑珊处"，常常达到一种顿悟的效果。中医界有许许多多名家前辈，中年甚至晚年学医，却在中医方面有很高的建树和成就。中医的难度在于此，中医的魅力也在于此。

下面引用一则北京中医药大学郝万山老师在讲《伤寒论》时曾提到过的刘渡舟老师救治中毒的故事，无须做过多的解说，大家自己体会：中医是怎样诊治疾病的，中医的理论是否是落后了，中医是否能诊治现代病？

20 世纪 70 年代初，河北省东北部的一个城市有个工厂发生了火灾，有许多有毒的化学物质弥漫在空气中。救火的和这个工厂的工人，共 60 多个人，吸入了这种有毒的物质，出现了中毒的症状。这种有毒的物质很厉害，伤者出现了肺水肿，呼吸道黏膜的水肿，食道黏膜、胃黏膜的水肿，发烧，严重的病人昏迷、胸闷、胸痛、憋气。北京协和医院、天津大的医院，还有唐山地区的医院派出大夫到那儿去集中抢救。他们非常清楚，这是什么毒物引起的中毒，但是由于这种毒物没有特效解毒药，只好对症治疗，呼吸困难的就给氧，呕吐不能吃饭的那就输液。治疗了几天，所有的病人发热不退，胸闷、胸痛、憋气不缓解。

后来他们听说，北京中医学院有中医的老师在这里给"西学中"班讲课，就去请我们了。路上就说，这次工厂失火，是一种什么什么毒物，很长的化学名字。你们中医书上有没有记载，这种毒用什么中药来解毒？

到现场之后，因为这个工厂是一个保密工厂，所以病人都没有向远处医院转，搭了几个大大的棚子，所有的病人就在当地抢救。我们看了三四个病人以后，发现症状都是一样的。然后刘渡舟老师在我耳边说了两句话，"呕而发热者，小柴胡汤主之"，"正在心下，按之则痛，小陷胸汤主之"。我一下子就明白了。老师不就是提示用小柴胡汤和小陷胸汤合起来治疗吗？那么我马上就开方：柴胡2000g，黄芩1000g，以下就是小柴胡汤和小陷胸汤的合方。拿什么锅来煮药？拿大铁锅，民工做饭的大铁锅。煮完了之后，那些家属不是都在那儿吗，清醒的人都拿大碗灌，不清醒的人，就拿大的注射器往胃管里灌。

轻的病人，当天呕吐停止了，发烧退了，那个昏迷最重的病人，第四天早晨也清醒了，给我印象极其深刻。那个小伙子他就在火灾的中心，所以他中毒最厉害。这批病人，就这么干净利索地抢救完了之后，那个西医的负责人问我这怎么能够体现小柴胡汤和小陷胸汤这两个方子能够治疗这种化学毒物的中毒呢？我说，这是因为病人都有发热、呕吐；都有胸脘的疼痛而且有压痛；正在心下，按之则痛，而且舌苔是黄厚而腻的，舌质是红的，所以这是个痰热阻滞胸中之证，恰为这两个方证。

中医在不了解具体毒物的情况下就可以治好疾病，而西医学虽然知道化学毒物具体成分，但苦于没有特效解毒药而束手无策，这难道不发人深省吗？具体到舌诊，它在诊治疾病中扮演什么样的角色呢？请看：舌诊是望诊的重要内容。

第2天
舌诊是望诊的重要内容

凡内外杂证，无一不呈其形、著其气于舌……据舌以分虚实，而虚实不爽焉；据舌以分阴阳，而阴阳不谬焉；据舌以分脏腑，配主方，而脏腑不差，主方不误焉；危急疑难之顷，往往证无可参，脉无可按，而惟以舌为凭，妇女幼稚之病，往往闻之无息，问之无声，而惟有舌可验。

——《临证验舌法》

前面讲到"望、闻、问、切"是中医诊病的主要方法，简称"四诊"。而望诊作为四诊之首，其重要性不言而喻。俗话说，"每天照一照，有病早知道"。舌诊作为望诊的重要内容，甚至成为中医的职业特征之一。

明末有位著名中医，叫吴又可。在他 59 岁那年，江苏、河北、山东、浙江等省，时疫流行甚剧，他家乡吴县一带也不例外，据《吴江县志》记载："当时连年瘟疫流行，一巷百余家，无一家仅免；一门数十口，无一口仅存者。"这"千村薜荔人遗矢，万户萧疏鬼唱歌"的悲凉景象，深深刺痛了他的内心，遂废弃仕途，不应科举，走上了研究医学的道路。他学习前人及民间有关传染病的治疗经验，经过反复实践，推究病源，著成《温疫论》一书，创立"戾气"学说。2003 年，非典期间，中医药参与疫病救治，并取得较好疗效，应该说，"戾气"学说功不可没。吴又可对于疫病的诊治，特别强调"舌诊"的重要性。这里有一个例子。

有一个瘟疫的病人，发热 2 日，舌上白苔如积粉，吴又可看后，诊断为"湿热疫邪伏于膜原"的重症，当即用"达原饮"以疏利透邪。但由于邪势鸱张，药效尚未发挥作用，仅过一天，邪毒已经内传胸胃之间，舌苔迅速变为黄色，并出现胸膈胀痛、口渴烦躁的症状，于是吴又可又用"达原饮"加大黄以泄热毒。药后烦渴减轻，热毒已去六七。午后，舌苔又突然变黑生刺，鼻黑如煤烟，烦躁发热又起，吴又可分析，这是邪毒化火，瘀热结于胃腑的证候，于是，急投一剂峻泻药，至傍晚病人泄出许多黑臭的大便，到半夜热毒退尽，第二天鼻烟和黑刺苔也消失了。这个病例属于危急重症，舌苔一日三变，病势变化凶猛，但吴又可能紧紧抓住舌苔变化而随时变化用药，舌三变而药三变，终于祛除病邪而使病人痊愈。

笔者在这方面有过教训，愿作为反例与大家分享，引以为鉴。

有一男童，12岁，发热3天，最高体温39.2℃，右侧脸颊肿大，口苦，口不渴，干呕，无咳嗽咳痰，不思饮食，二便调。血常规示：淋巴细胞升高，中性粒细胞降低，白细胞正常范围。门诊给予头孢他啶、炎琥宁、清开灵治疗，热势不退。笔者没有见到病人，想当然地认为也是上一篇提到的"小柴胡汤证"，为什么呢？这些非常符合中医对于小柴胡汤证的描述，像"默默不欲饮食""呕而发热者，小柴胡汤主之""口苦"，并且面颊肿大，面颊也是少阳经脉所经过的区域，就开出了小柴胡加石膏汤，以小柴胡汤疏解，患者服药一剂，热势仍然不减，自己形容"吃了药热烘烘的，感觉要出汗，但始终不出"，这时候笔者见到病人，发现患者舌苔白厚腻，恍然大悟，舌象表明内有水湿阻滞，只是一味地理气解郁是不行的，必须要在原方的基础上加入化湿的药物，于是重开小柴胡汤，并加杏仁、藿香、茯苓三味药，患者服药后热势渐退。

上面的两个例子可能太过专业，不是研究中医学的人，对其中的一些名词，难以理解。之所以举这两个例子，是强调舌诊对于诊断疾病的重要性。

对医生来讲，舌诊是诊断疾病的手段，但是，由于舌的独特的结构，又是人体的一面镜子。从这个意义上讲，对于每一个人来说，学点舌诊的知识，都是有必要的。

我们的祖先是如何发明舌诊的，舌诊经历了怎样的发展历程？请看：舌诊悠久的历史。

第3天
舌诊悠久的历史

　　《黄帝内经》（包括《素问》和《灵枢》两部分）是目前我国最早的系统的中医典籍之一，是一部综合论述中医理论的经典著作。其中对于舌诊的解剖、原理、经脉所主多有涉及，但其对舌诊论述、应用远没有后世系统。

　　汉代名医张仲景被后世尊为"医圣"，其所著《伤寒杂病论》（后被分为《伤寒论》《金匮要略》两书）为后世医家所效法，其中提到舌诊条文30余条，下面摘取几段典型条文，窥其一斑。

　　《金匮要略·腹满寒疝宿食病脉症并治》："病者腹满，按之不痛为虚，痛者为实，可下之，舌黄未下者，下之黄自去。"

　　这里提到腹胀，如果用手按，不痛多为虚证，按压痛多为实证，对于实证，可以用攻下驱邪的方法，像这样的人一般舌苔多为黄色，如黄而老、黄而燥，用下法将邪气驱除，黄苔也就慢慢消退。

　　《伤寒论》130条："脏结无阳证，不往来寒热，其人反静，舌上苔滑者，不可攻也。"

　　"脏结"是《伤寒论》里的一个病名，可以简单地理解为人身之气结聚在一起，症状表现为胸骨下、胃脘区按压痛。既然是结聚就要用中医"辛开苦降"的药物把这股结聚之气打开，这是常规思路，但病人此时表现出"不往来寒热"，有另有一个版本说是"但寒不热"，总之是看不到人体自救的机制，"其人反静"，病人少气懒言，毫无生机，此时的舌象为"舌上苔滑"，舌面上看上去澄清并且水液欲滴的样子，这样的舌象是主阴寒、主阳虚、主水饮的，正如前面所说"无阳证"。此时矛盾出来了，脏结需要开破，但气虚又不可开破，因此仲景说不可攻也。对于这段话，推而广之可以为肿瘤的治疗提供一点思路，一般来说，肿瘤需要活血化瘀、开瘀散结，但有些阳虚病人并不适合。当然，即便是有些可以的，中医还有另一句话，"大积大聚，其可攻也，衰其大半而止，过者死。"充分体现了中医是治"病的人"，而非治

"人的病"，不会为了"大积大聚"而去戕害人的正气。

《伤寒金镜录》的作者为元代敖继翁，其中论伤寒舌诊，分12图，为舌诊的第一部专著，后来清代杜清碧增补为36图，即为现在所见的《敖氏伤寒金镜录》。

舌诊的研究在清代最为突出。在舌诊的著作中，附有舌象图，是此期的共同特点。

清代叶天士为中医临证大家，由其门人所整理的《温热论》虽篇幅短小，但其中有大段篇幅论及舌诊，可以说将中医舌诊推到了一个高峰，援引几例，加以说明。

"再舌上白苔黏腻，吐出浊厚涎沫，口必甜味也，为脾瘅病。乃湿热气聚与谷气相搏，土有余也，盈满则上泛。当用省头草芳香辛散以逐之则退"。

这里提及一种舌象，白苔黏腻，并且看上去厚而浊，并且此时病人口中自觉有甜味，中医称此为"脾瘅病"，是中焦脾胃升清降浊的机制紊乱，导致壅塞不通，由内而表现于外，即是"白苔黏腻，吐出浊厚涎沫"，对于此，叶天士提出治法，用中药省头草芳香化浊，省头草又名佩兰。《素问》也提到"治之以兰，除陈气也"。

"再有神情清爽，舌胀大不能出口者，此脾湿胃热，郁极化风，而毒延于口也，用大黄磨入当用剂内，则舌胀自消矣。"

病人神情清爽，没有少气懒言、精神不振的症状，正气充盛。此时舌体胀大，甚至苍老生芒刺，叶氏认为这是"脾湿胃热，而毒延于口"，并且叶氏也提到另一味药——大黄，在辨证论治的基础方里加入大黄，清热祛湿，推陈致新，"舌胀自消矣"。

当今医生，可能是出于对脉学的不自信，或者是受现代科学思维的影响吧，再加上舌诊比脉诊更加直观，更易初学者上手，所以舌诊在临床诊断治疗疾病过程中的地位显得更加突出，普遍表现为重视舌诊而轻视脉诊。正确的认识应该是：四诊都各有擅长，不能单纯夸大"舌诊"或"脉诊"，还是那句话——四诊合参。

第4天
舌的形态结构与现代研究

舌，在口，所以言也、别味也。

——《说文解字》

舌诊是望诊的重要方面，我们先来了解一下舌的形态结构。

1. 舌的形态结构

舌是肌性器官，由黏膜和舌肌组成，它附着于口腔底部、下颌骨、舌骨，呈扁平而长形，其主要功能是辨别滋味，调节声音，拌和食物，协助吞咽。舌肌是骨骼肌，呈纵行、横行和垂直方向排列，可以使舌自由伸缩、卷曲，柔软而无偏斜，保证了舌的功能活动。

舌的上面称之为舌背，古人称之为舌面，下面称之为舌底。舌体的前端称之为舌尖，舌体的中部称之为舌中，舌体的后部称之为舌根，舌体的两侧称之为舌边。舌中部与舌根交界处解剖学称之为人字界沟。舌体的正中有一条不甚明显的纵行皱褶，称为舌正中沟。舌上卷时，可以看到舌底。舌底正中线上有一条纵行皱襞，叫作舌系带。舌系带终点两侧有圆形突起，解剖学称为舌下肉阜，中医称左为金津，右为玉液。

舌背黏膜表面粗糙，有许多小突起，统称舌乳头，使舌背表面呈天鹅绒状。舌根的黏膜光滑，没有乳头。舌乳头按其形态、大小和分布部位可分为四种：

（1）丝状乳头：是舌上最多、最小的乳头，细长如丝，高约 0.5 ～ 2.5mm，在轮廓乳头的前面遮盖了舌背的前2/3。乳头由复层鳞状上皮和固有膜组成，乳头上皮浅层的扁平细胞轻度角化，因此丝状乳头覆盖舌面呈微白色，这种角化物质对舌黏膜具有一定的保护作用。每个乳头内有一个由固有膜突起形成的轴心，叫初级乳头。自初级乳头的顶部，固有膜继续向上皮伸入，形成许多大小不等、数目不定的更小的突起，称为次级乳头。次级乳头的高矮直接影响黏膜表面的光滑度。丝状乳头无味觉功能。丝状乳头具有轻微而持续不断的生长能力，故在病理状态下可变得很长，形成厚苔等。丝状乳头在青年期最发达，到老年渐变平滑。

（2）蕈状乳头：又名菌状乳头，因它上部钝圆，肥大如球形，根部细小，形如蕈状而命名。蕈状乳头的数目少于丝状乳头，但体积较大，在舌背部呈单个的不规则分布，主要位于舌尖及舌边，分散在丝状乳头之间。乳头高约0.5～1.5mm，其上皮的表面未形成突起，所以次级乳头固有膜内的毛细血管接近上皮的表面；又因上皮不角化而透明，所以透过上皮隐约可见分布于次级乳头固膜内的毛细血管，肉眼观看蕈状乳头时呈红色。蕈状乳头含有味觉神经末梢，故有味觉。

（3）轮廓乳头：是乳头中体积最大的一种，直径1～3mm，高约1～1.5mm，一般7～9个。这些乳头排列于两条几乎垂直的线上组成人字形界沟，成为舌体与舌根的分界线。轮廓乳头的外形很像蕈状乳头，但它的上面扁平，周围有一条狭窄的深沟环绕，沟外壁的黏膜有嵴状隆起，在沟内壁的上皮中，有多数染色较浅的卵圆形小体，称为味蕾。每个轮廓乳头中的味蕾约有250个左右。

（4）叶状乳头：约有3～6个，是许多互相平行的皱襞，以深沟分界。主要位于舌后部两侧边缘上。人类的叶状乳头已逐渐退化。成人叶状乳头区的腺体退化，代之以脂肪组织及淋巴组织。

（5）味蕾：是味觉分析器的外围部，即味觉感受器，是由特殊上皮构成的细胞团块，呈椭圆形，包埋于上皮内，状似花蕾。味蕾分布在舌周围的乳头（如蕈状乳头、叶状乳头、轮廓乳头）中，也散在于舌腭弓、会厌后面、咽后壁等处的上皮内。在新生儿较多，成年人较少。味蕾的大部分（舌前2/3）接受面神经的感觉纤维，这纤维同舌神经分布于舌；另一部分味蕾（包括舌后1/3）受舌咽神经的支配。

味觉通常分成甜、苦、酸、咸、辣五种。舌的各部分味觉刺激的灵敏度不同：舌尖部分对甜、苦、酸、咸的感受非常敏感，尤其是对甜、咸两味更甚，舌的两侧周围对酸的感觉最灵敏；舌根部分对苦味感觉最敏感。病理性味觉改变的机制尚未能阐明。在中医辨证时，病人的味觉是重要的参考资料。

2. 舌的现代研究

舌诊的现代研究也是日新月异。

（1）关于异常舌诊的现代研究：比如淡白舌多见于虚证。临床观察发现，淡白舌的形成与贫血，全血黏度、血浆黏度和血浆渗透压降低，白蛋白合成障碍，血浆蛋白偏低，组织水肿，消化功能障碍导致营养不良，基础代谢降低及某些内分泌机能不足等因素有关，用益气、养血、温阳的药物治疗后往往可以纠正。用裂隙灯观察，可发现淡白舌的丝状乳头分支与角化多于正常舌。微循环显微镜下观察，淡白舌的舌尖蕈状乳头常萎缩，数量减少，血色变淡。病理切片示舌下黏膜变厚，主要为棘细胞大量增生，表面被覆一层明显的角化不全细胞。

（2）关于舌酸碱度的研究：正常舌及薄苔舌的 pH 值在 6～8.5 之间，表示偏弱碱性或中性；而厚苔类（包括白厚腻苔、黄厚腻苔）舌的 pH 值在 4.0～6.0 之间，表示偏弱酸性。另外有研究表明，舌面 pH 值在阴虚时偏酸性，阳虚时偏碱性。

（3）其他：舌诊的荧光学研究、血液流变学研究、舌的动物模型的研究等，使得舌诊能够更加准确而全面地为人类服务，并且也从另一个角度验证了古人对于舌象的正确认识。

第5天

舌与脏腑经络

　　在西医解剖学中，舌仅是一个有血液供应、有神经体液支配的消化器官，而不会想到你的肾不好会在舌上有体现，更不会想到中医看一下舌就知道你大便不畅，所以舌的解剖学不是我们研究的重点。已故名老中医张珍玉先生在讲《内经》的时候也反复提到：中医学在早期也涉及解剖，但没有沿着实体解剖的路子发展，没有被解剖学所困住。而是将古老的哲学引入到中医，使得中医大放异彩。

　　心气通于舌，心和则舌能知五味矣。

——《灵枢·脉度》

　　舌与内脏的联系，主要是通过经脉的循行来实现的。据《内经》记载，心、肝、脾、肾等脏及膀胱、三焦、胃等腑均通过经脉、经别或经筋与舌直接联系。如足太阴脾经"连舌本，散舌下"，足少阴肾经"循喉咙，夹舌本"。至于肺、小肠、大肠、胆等，虽与舌无直接联系，但手足太阴相配，手足太阳相配，手足少阳相配，手足阳明相配，故肺、小肠、胆、大肠之经气，亦可间接通于舌。其实也不需要那么严格地去查找经脉走行，后面也会提到"通天下一气耳"，天人一体，人身各处为一个整体。人身之处任何一个部位都具有整个人的缩影，《内经》中虽然没有提到舌，但与之类似地讲到了眼睛："五脏六腑之精皆上注于目"，舌也是一样。所以说，舌不仅是心之苗窍，脾之外候，而且是五脏六腑之外候。正常的时候，脏腑的精气可通过经脉联系上

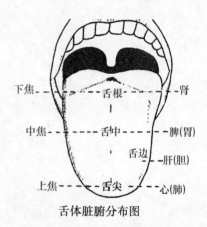

下焦 —— 舌根 —— 肾
中焦 —— 舌中 —— 脾（胃）
舌边 —— 肝（胆）
上焦 —— 舌尖 —— 心（肺）

舌体脏腑分布图

达于舌，发挥其营养舌体并维持舌的正常功能活动。当脏腑阴阳失调的时候，脏腑的病变也会反映到舌上。

从"整体观"的观点来看，任何局部都近似于整体的缩影，舌也不例外，故前人有舌体应内脏部位之说。其基本规律是：上以候上，中以候中，下以候下。即采用一种较粗犷的分类，表示正邪交争的部位、邪正盛衰的进程，以三焦位置上下次序来分属诊舌部位，舌尖部主上焦；舌中部主中焦，舌根部主下焦。这种分法多用于外感病变，三焦辨证。如果再做得细一点的话，以脏腑分属诊舌部位，因心肺居上，故以舌尖主心肺；脾胃居中，故以舌中部主脾胃；肾位于下，故以舌根部来主肾；肝胆居躯体之侧，故以舌边主肝胆，左边属肝，右边属胆。这种说法，一般用于内伤杂病。

另外在《伤寒指掌·察舌辨证法》中还提到了另外一种舌的对应方法，"舌尖属上脘，舌中属中脘，舌根属下脘"，即舌体仅对应胃脘，由舌尖到舌根分别对应胃脘的上、中、下三部，这种方法临床不太常用，可作一说供大家参考。

第**6**天

舌诊的方法与注意事项

本篇所说的舌诊的方法及注意事项，其中舌诊的方法里面既包括具体的操作方法，也包括舌诊的思维方法。

1. 舌诊操作方法

望舌时，在自然光下，医生的姿势高于患者，便于俯视口舌，患者可以取坐位或者是仰卧位，头微微扬起，将舌自然伸出，舌体放松，舌面平展，舌尖略向下，尽量张口，使舌体暴露。不宜过分用力伸舌，也不宜伸舌时间过久，这都会导致舌色或苔色、苔质的变化，而影响诊断的准确性。

望舌的顺序，是先整体观察，再看局部，由舌尖到舌中，再到舌边，最后到舌根。先看舌质，再看舌苔，并且根据需要，观察舌下静脉。另外也要观察舌体的运动情况，询问舌体感觉以及舌上味觉变化。在望舌的过程中，既要迅速敏捷，又要全面而准确，通常几秒钟即可完成，尽量减少患者伸舌的时间，因长时间易造成患者疲劳。如果一次感觉不准确，可以让患者休息片刻之后再进行观察。

2. 舌诊思维方法

以上是舌诊在实际操作过程中的基本流程，关于舌诊的方法，笔者想进一步在思维方法上做一些简要的总结，这些方法不仅适用于舌诊，而且在中医整个辨证论治过程中都有体现，甚至也适用于中国传统文化的各个领域。

我们将这种已经浸入中医骨子里的理念称之为"天人相应"，或是"整体观"。似乎古人非常善用这种手法，将一些看似毫不相干的东西联系到一起，以此知彼，以表知里，从小的地方发现大智慧，并推而广之。《老子》里一句非常大气磅礴的话："治大国若烹小鲜"，国事、家事、人事都凝聚在一个小小的瓦罐之中，套用《庄子》里的一句话作为总结——"通天下一气耳"。舌诊也是这样，一片小小的舌头，中医认为人体的脏腑经络、气血津液，都在上面有体现。舌就是人体的体现，所以我们舌诊的过程中时时刻刻想到与人整体的联系，而不是简简单单的一个消化器官。

（1）"取象比类"：是非常常用的一种方法，一提到"取象比类""同气相求"，就会受到一些所谓的"科学卫士"攻击，被打上"伪科学""糟粕"的标签，笔者不想做各种各样的争辩，只想说明"取象比类"这条原理在临床的确十分便捷，比如舌体的颤动与自然界的风比类，认为颤动舌为风象。

（2）"司外揣内"：也是中医常用的一种方法，现代控制论里把这种方法形象地称为"黑箱理论"，就是在保持黑箱的完整性前提下，对黑箱输入一个信息，并观察黑箱对这个信息的反应。因为传统的中医学是不注重实体解剖的，或者说中医学并没有走上以解剖学为基础的路子。"舌诊"即是司外揣内的一个很好的体现，五脏六腑阴阳失调，或多或少都会在舌上留下蛛丝马迹，比如舌苔黄厚腻，中医认为一般是湿热或者是食积内阻，再如舌体胖大、边有齿痕，一般是水湿内蕴。

（3）"物极必反"：尤其是在诊断中，比如口渴有阴虚有阳虚，比如小便不畅有阴虚有阳虚，舌诊中热性病时现黄燥苔，热极，舌苔反转成主阴寒黑色苔。这是中医诊断中的难点，最是考验医者的真功夫。

"在自然界和人类社会的任何事物，发展到一个极端，就反向另一个极端"；这就是说，借用黑格尔的说法，一切事物都包含着它自己的否定，这是老子哲学的主要论点之一，也是儒家所解释的《易经》的主要论点之一，这无疑是受到日月运行、四时相继的启发……《易传》说："寒来则暑往，暑往则寒来。"又说"日盈则昃，月盈则食。"《老子》也有相似的话："反者道之动"。

——冯友兰《中国哲学简史》

3. 舌诊的注意事项

中医先进之处在于其个体化的治疗方案，治病讲究"三因制宜"，即"因时""因地""因人"，三因制宜贯彻于辨证论治的始终，在舌诊也有具体的体现。

（1）因时：即要考虑舌随四季变化而变化，冬季阳气潜藏，阳不化水，水湿明显，故冬季舌常湿润；夏季阳气浮越在外，中焦反致虚寒，脾胃运化不佳，湿浊内生，苔厚而腻。但随着生活水平的提高，空调暖气，导致患者自身冬夏时差颠倒，夏季伤于风寒、冬季伤于温燥也非常多见。

（2）因地：这里主要表现在南北方的差异上。在地域方面，我国东南地区偏湿偏热，西北及东北地区偏寒冷干燥，均会导致舌象出现差异。

肥人气虚多痰，瘦人血虚多火。

——清·程芝田《医法心传》

（3）因人：小儿稚阴稚阳之体，脏腑娇嫩，形气未充，舌同样表现鲜活而娇嫩，并且小儿脏腑轻灵，随拨随应，因此小儿舌象多变；老人气血虚衰，肾亏脾弱，舌就表现苍老，或有裂纹，或舌体青紫，或舌下经脉怒张。肥胖之人多痰湿体质，舌体多胖大，边有齿痕；瘦人则是多火之人，舌表现为瘦小而红少苔。

（4）因食物、药物：即要了解一些常见的药物、食品致舌象出现的变化，算是三因制宜在当今生活中赋予的新含义吧。如肾上腺皮质激素、甲状腺激素，可使舌质较红；吸入糖皮质类激素，如漱口不到位可致舌生浊苔；抗癌化疗可使舌苔少，或较干燥；广谱抗生素可使舌上出现黄褐色、灰黑色舌苔；复方甘草片可染成黑色舌苔；黄连、核黄素可染成黄苔；食花生米可使白苔增厚腻；食绿色蔬菜如黄瓜、茴香等可染绿苔；儿童食口香糖、冷食或饮料也易染成各色舌苔。

另外，在舌诊的过程中注意四诊合参，舌诊是中医望诊的一个方面，应尽量全面收集病史资料，不可一味夸大舌诊的作用，而忽略了其他诊法的作用，如在舌诊的望舌之神气的过程中一定要与人整体的神气相参。

第 **7** 天
舌诊的内容与正常舌象

舌诊是中医诊察疾病的手段,那么中医是怎么应用它的呢,如何应用好舌诊呢,舌诊的基本内容有哪些呢?

阴阳者,天地之道也,万物之纲纪,变化之父母,生杀之本始,神明之府也,治病必求于本。

——《素问·阴阳应象大论》

首先说明一点,在中医学的范畴里面,"阴阳"可以说是金字塔的最高点。在《素问·阴阳应象大论》里的这样一段话中的"本"是什么呢?显然,就是前面所提到的阴阳。无论疾病形形色色、千变万化,就像一开始提到的刘渡舟老师治疗化工厂中毒例一样,只要最终落实到阴阳上,很多问题就会像快刀斩乱麻一样,迎刃而解。舌诊也不例外,最终的目的就是要候察人体的阴阳。可能也是因为这个原因,在《伤寒论》里并没有将舌诊弄得过于复杂,而是将舌诊用得非常自然并且有深度,比如舌润就反映了人体津液还算充足,水滑舌就反映阳亏水停,苔黄就代表了阳气尚充足,可以耐受下法。

具体而言,舌诊一般要从舌质和舌苔两个方面来考虑,舌质是指舌的肌肉脉络组织,是脏腑之气上荣所成,望舌质包括望舌的颜色、舌的外形、舌的动态。舌苔是舌质上面附着的一层苔状物,是胃气上蒸所生。一般认为舌质以候正气,舌苔以候邪气,如《医门棒喝》说:"观舌本可验其阴阳虚实,审苔垢即知其邪之寒热浅深也。"

1. 辨舌质

（1）辨舌色：如淡红色、淡白色、红色、绛色、紫色等。淡红色是阴阳调和之象，见于正常人。当一些疾病比较轻浅，比如感冒的初起，舌色也可以是淡红色。红色为阳盛阴衰之象，或实热证，或阴虚证，在治疗上一要清热，二要养阴，可以考虑白虎汤或者白虎加人参汤。若舌色由红转绛，则代表了热势的进一步加深，此时邪气在中医讲多位于"营、血分"，多见于一些急性传染病，此时不但要清热凉血，还要透热转气，将热邪向外透达。青紫舌色多代表气血郁滞之象，在治疗上要求活血、理气、化瘀，多见于心脑血管疾病及久病。在辨舌色的同时还要特别注意舌色所现的部位，如舌尖红，多见于上焦心火亢盛，当清心而利小便。

（2）辨舌形：如荣（枯）舌、老（嫩）舌、胖（瘦）舌、点（刺）舌、裂纹舌、齿痕舌。荣为气血和调之象，枯为气血衰败之象。老舌多见于实证，嫩舌多见于虚证。胖舌为脾肾阳虚，津液输布失常，水湿内停之象；瘦舌多为阴血亏虚，阴虚火旺之象。点刺舌多提示脏腑火热极盛，与上面所说绛舌多并见。裂纹舌多提示热盛伤津，如同大地缺水而龟裂。齿痕舌多与舌体胖大并见，同为气虚而水湿停聚之象。

（3）辨舌态：如萎软舌、僵硬舌、颤动舌、歪斜舌、吐弄舌、短缩舌。萎软舌多见于伤阴或气血俱虚。僵硬舌见于温热病热入心包，或高热伤津，或风痰阻络。颤动舌是肝风内动之象，或因于热盛，或因于阳亢，或因于阴亏，或因于血虚。歪斜舌多为中风先兆。舌伸于口外不能回缩者称为吐舌；舌抵口唇四周，摆弄不宁者，称为弄舌，多为热毒内闭之象。短缩舌多与萎软舌并见，是病情危重的征象。

2. 辨舌苔

（1）辨苔质：如薄（厚）苔、润（燥）苔、腻（腐）苔、偏（全）苔、真（假）苔、剥脱苔。薄苔见于正常人正常舌苔，亦提示邪气轻浅；厚苔是胃气夹湿浊、痰浊、食浊、热邪等熏蒸，积滞舌面所致，主痰湿、食积、里热等证。润苔是正常舌苔的表现，过于润则称之为滑苔，亦是主痰饮、水湿；燥苔则提示体内津液已伤。腻腐之苔皆主痰浊、食积，脓腐苔又主内痈。剥脱苔一般主胃气不足，胃阴枯竭或气血两虚，在全身虚弱的病人也可以见到。

病中见全苔，提示邪气弥漫，多表示痰湿阻滞；舌苔偏于某处，指示舌所偏之处所主脏腑有邪气停聚。真假苔对疾病的轻重、预后有重要意义，真苔是脾胃生气熏蒸食浊等邪气上聚于舌面而成，苔有根蒂，舌苔与舌体不可分离；假苔是因胃气匮乏，不能续生新苔，已经生成的旧苔，逐渐脱离舌体，浮于舌面，因此，苔无根蒂，刮后无苔。

（2）辨苔色：如白苔、白灰苔、黄苔、黑苔、绿苔、霉酱苔。白苔分薄白苔与薄厚苔，多主表证、寒证、湿证，薄白苔同时也是正常舌象。黄苔多主里证、热证，苔色越黄，说明热势越重，淡黄色为热轻，深黄色为热甚，焦黄色为热极。灰黑苔，黑主水，是阴寒内盛的表现，寒极生热，因此也是主里热炽盛。

关于正常的舌象，我们一般描述为舌体柔软灵活，舌色淡红明润，舌苔薄白均匀，舌质干湿适中，简称"淡红舌，薄白苔"。

辨析舌色

经过前面的介绍，相信各位读者朋友已经对舌诊有了一定的认识，这一周我们就来了解一下舌的颜色传达的讯息。舌色，即是舌体的颜色。颜色最直接反映着人体的阴阳的盛衰，也往往给人最直观最深刻的印象。本章分淡红舌、淡白舌、红舌、绛舌、青舌、紫舌及舌色与养生七个内容。请看辨析舌色。

第*1*天
淡红舌

前面我们已经提到，正常舌的本体在自然光下观察时颜色应该呈现出均匀的淡红色，即看上去舌色淡红润泽，白里透红，体现出舌质整体是鲜明的，不是晦暗的。为机体气血旺盛，阴阳平和，或疾病轻浅，或疾病转愈之佳兆。

《舌苔统志》说："红者心之气，淡者胃之气。"指出舌质的红为心血之色，明润光泽为胃气之华。心主血脉，而舌的脉络丰富，心血上荣于舌，因此舌色在一定程度上是反映心血充足的直观指标。中医认为人体气血的生成源于肾中所藏的先天之精气、脾胃吸收的水谷精微之气和自然界吸入的清气，然后由脉络输散全身。由于舌通过经络直接或间接地与五脏六腑相互联系，它不仅是心之苗窍、脾之外候，亦是五脏六腑之表象。当脏腑经络的气血、功能发生病理改变时，也必然反映于舌，引起舌质的某些变化。《灵枢·本脏》指出："视其外应，以知其内脏，则知所病矣。"所以，我们在临床上通过望舌，不但能了解脏腑精气的虚实，还可以推断疾病的轻重缓急和顺逆转归。

以上我们介绍了正常舌质的情况，通过望舌还可以帮助我们了解自身体质，由舌质的变化发现自身身体出现的问题，判别近期的身体健康状况，借以通过合理的调摄保养，使自身体内阴阳平衡，身心处于一个最佳的状态。

机体在疾病病理变化过程中，随着气血的失和，阴阳的盛衰，津液的存亡，舌象也往往呈现相应的改变，所以关注舌象的动态变化是舌诊判断疾病预后凶吉的重要依据。《医门棒喝》曰："观舌本可验其阴阳虚实，审苔垢即知其邪之寒热浅深也。"所以大家一定要辨证地看待自己的健康问题，在身体不舒服的时候千万不要病急乱投医，亦不要轻易进补。

去年冬天有过几次雨雪天气，很多防护不及的朋友都有中招。当时在门诊上就有位王同学打喷嚏，流清鼻涕，咳吐些白色清痰前来看病，观其舌质淡红，舌苔薄白，总体症状不重，遂予其一些宣发轻解之药。过了没几天，王同学又来了，大倒苦水说病非但没治好还加重了，吐痰、鼻涕都变成了黄色的，咳嗽也有所增多，又观其舌质颜色比之前来时红了几分，仔细一问，原来这位王同学为了早日康复特意去吃了顿火锅来"补一补"，谁知第二天就成这个样子了。

这样一来病情的原委就明了了，在王同学初感风寒邪气之际，卫外之气失于调节应变，肺气失宣出现了喷嚏流涕的症状，此时病位表浅，少有传变，只需因势利导，使邪从表而解。而火锅这样辛发滋腻的食物很容易与外邪蕴结而化热，妨碍正气抗邪外出，这才出现了黄痰、浊涕，同时内热也使血液的运行、各组分的浓度发生了变化，出现舌质转红，此时应以辛凉清热之法清热达表。在外感病的轻浅阶段，舌色之所以可保持正常而呈现淡红色，是因为气血和内脏功能尚未损伤，提示机体虽然感受外邪侵袭，自身尚处在阴阳平和、气血充盈、脏腑功能正常的平和状态。

古有《临证验舌法》曰："内外杂证，无一不呈其行，著其色于舌。据舌以分虚实，而虚实不爽；据舌以分阴阳，而阴阳不谬；据舌以分脏腑、配主方，而脏腑不差、主方不误。危及疑难之倾，往往证无可参，脉无可按，而惟以舌为凭妇女幼稚之病，往往闻之无声，而唯有舌可验。"足以见得舌诊在临床诊断中的重要意义和实用价值。验舌诊病是一种由外察内的诊病方法。通过对舌象的观察，结合形体官窍，四诊和参，了解自身气血、阴阳的盛衰，测知脏腑经络气血的部分变化情况，以及体内正邪消长和病情进退，这也是中医的整体观念的体现。

人是自然界的产物，自然界天地阴阳之气的运动变化与人体息息相关，"人以天体之气生"，因此人的生理、病理活动同样随年月四季、昼夜晨昏等气候变化而变化，随年龄、性别、体质不同而各异。即中医三因制宜学说提出的疾病发生、发展与转归受多方面因素的影响，指出在治疗上须依据疾病与气候、地理、病人三者之间的关系，制定相适宜的治疗方法。四季之正常舌象虽以淡红舌为主，但夏季暑热当令，阳气最盛，心为火脏，同气相求，舌为心之苗，应之而略显红色亦为正常。冬季严寒，阳气潜藏，气血趋向于里，舌多色淡湿润。小儿稚阴稚阳之体，生机勃勃，其舌鲜活娇嫩，而老年人气血日衰，脏腑功能减退，舌象对机体疾病状态反应欠敏感。早晨起床，经过一夜的睡眠，气血运行缓慢，舌体看起来颜色会偏淡一些。伸舌用力过度时也容易使舌质的红色加深。临床应用望舌诊病时，还是要结合四诊总体分析，以做到准确判断病因病机，确定正确治则治法，以防一叶障目之过。

今天介绍了这么多，看书的您是不是也找来一面镜子开始研究您的舌头了呢，那您今天的舌质看上去是不是像前面介绍的那样是淡红润泽的呢？如果是的话，看来您的身体应该保持着不错的健康状态。也许还有这么一部分朋友的舌质看起来不是那么淡红，并且到了冬天或气温降低时常会感到怕冷，甚至手脚冰凉不温，这一类的朋友又会有什么样的舌象呢？请继续阅读"淡白舌"。

第2天
淡白舌

昨天我们讲了淡红舌为气血调和或病证轻浅未伤脏腑的征象。当时留了一个小疑问，就是一部分朋友在冬季手脚不太温暖，腰背部寒冷的感觉特别明显。通过临床的观察总结，这类朋友的舌质颜色并不如一般人那么红润，而是有些偏白的，今天我们就一起来了解一下淡白舌。

1. 淡白舌体现阳气虚

淡白舌的颜色是比正常舌色浅淡的舌象，即白色偏多而红色偏少。早在《舌鉴辨正》即指出淡白舌为"虚寒舌之本色"，即淡白舌为阳气虚的特征性表现。气血亏虚，血不荣舌，或阳气虚衰，运血无力，不能载血以上充舌质，致舌色浅淡。提示机体气血两虚、阳虚。淡白舌的形成主要与红细胞减少、白蛋白合成障碍、血红蛋白偏低、组织水肿有关，另外内分泌功能不足、基础代谢降低、消化吸收功能紊乱也可以是间接因素。临床多见于失血、贫血、慢性虚损性疾病及久病患者，还常见于营养不良、慢性肾炎、内分泌腺功能不足等疾病。

2. 淡白舌兼夹舌象

单纯的阳虚在临床并不多见。临床多见的是舌色淡白并伴有不同舌苔舌形等表现。

（1）若舌色淡白光莹，舌体大小正常或瘦薄，属气血两虚，不能上荣舌面，多由于疾病久延，失血过多所致，宜气血双补，缓缓图功。

（2）若舌象淡白湿润，舌体胖嫩，舌边齿印，多属脾阳虚损，水湿内停，浸润于舌，法以温脾助阳，祛寒逐湿。

（3）若舌色淡白，表面津液不足，甚至没有津液，为阳气虚弱，津液化生不足，或阳虚水停，津液布散不利，不能上承舌体所致，如有的腹水患者，口舌反而干燥，即是一证，调理上宜扶阳益气，生津润燥。

（4）若舌质淡白，舌面有瘀斑之象，分析其形成原因当与血虚兼瘀有关，由于气血虚弱、脉管不充引起局部血瘀而见淡白舌及瘀斑、瘀点，主病为气虚血瘀、血虚血瘀，宜养血益气活血。

（5）若有舌淡伴见白苔厚积的现象，就如《伤寒舌鉴·白苔舌总论》所说"舌见白苔如熟之色，厚厚裹舌者"，指出此为阳气微弱不能蒸化水谷精微，以致气血双亏，湿浊停滞。

（6）若舌色淡白，舌面苔全部脱光，颗粒全无，平滑如镜者是由于脾胃损伤，气血两虚，久久不能恢复，造成营养不良，舌质得不到足够的营养，使舌苔逐渐脱落，又无新苔续生，使全舌淡白而光莹，在临床中虚弱、水肿的病人多见此舌，治宜养胃健脾，补气生血。

（7）若淡白舌之病情进一步加重，舌色见苍白无血色，枯萎无光泽，无舌苔者称为枯白舌。舌无血气充养，则显枯白无华，此情况多属脱血夺气危重之症，病人机体虚弱，多有气血不足，阳气衰微，阴精衰竭的严重情况。

3."淡白舌"的养生调理

清代医家叶天士在著作《温热论》中有"吾吴湿邪害人最广，如面色白者，须要顾其阳气，湿胜则阳微也"，指出湿邪过盛与阳气衰微的作用关系。如果湿邪过盛，就会伤害阳气，产生"寒湿"症状，而"寒湿"又会影响机体正常气血运化功能，出现湿盛的表现，二者相互影响，这类人多有共同特征，如体形肥胖、痰多、眼睑微浮、容易困倦、舌体胖大、舌苔白腻或水滑、大便正常或不实等表现。古有云"湿遇温则行，遇寒则凝"，指出寒凉的天气不利水湿在体内运化，常伤及脾胃，因此痰湿体质的人在寒凉的天气症状较为明显。痰湿体质的人应加强运动，强健身体机能，健全脾胃功能。不宜在潮湿的环境里久留，注意保暖，多进行户外活动，祛除体内湿气。饮食上可配合一些健脾利湿食材辅助治疗，如老人或体虚湿气明显的朋友，山药芡实薏米粥是个不错的食补方，可以健脾补肾，祛湿利水，补气血。

记得有年冬天，气温特别低，很多人家里的水管都被冻坏了，我家厨房的水管也不例外，早上起来，水管已然被冻得严严实实的，待用热水将水管解冻后发现水管裂了，水不停地往外漏。没办法，只好请来维修工更换一截水管，在与他交谈时，他告诉我说其实水管冻裂并不算什么，很多施工工地，因为没考虑到热胀冷缩，工程建筑都能冻坏，这个问题如果施工时不考虑好，甚至桥梁都可以被冻断。修理好水管，送走维修工后，我思考起刚才的聊天内容，国家每年因寒冷造成的损失都不少，作为一名中医，我更关心"寒"对人体造成的伤害。中医有六淫致病一说，寒邪就是"六淫"的其中之一，它不仅对大自然有如此大的破坏力，对于我们人体来说，它也是诸多疾病的罪魁祸首。"寒性收引"是从中医角度概括的寒邪的一个特点。寒邪侵袭人体，可使气机收敛，腠理、经络、筋脉收缩或挛急。如寒邪袭表，毛窍腠理闭塞，卫阳被郁不得宣泄，故见恶寒发热、无汗。大家应该都有过这样的感觉，受凉后手脚活动不是太灵活。这是因为寒气侵犯经络关节，引起经脉拘急收引，则可见肢体屈伸不利，或厥冷不仁。在防护不当，感受寒风劲吹后会出现头痛、怕冷的症状，是因为寒气侵犯血脉，气血凝滞，血脉挛缩，可见头身疼痛，脉紧。所以在寒冷的地方，患有关节疾病、心脑血管疾病、慢性肺疾病的朋友，千万不要忽视了防寒保暖，固护人体阳气。

阳气不足最直接的表现为身体不能维持恒温，通常表现为基础体温下降，致使气血运行速度变慢，机体物质代谢和生理功能下降，一些病理产物（如痰饮、瘀血、结石等）及外来物质（如风、寒、湿气等）不能及时排出而淤积成疾。因为淡白舌主要是提示人体气虚、血虚、阳虚的情况，除了常怕冷、四肢不温的情况，还多伴见倦怠懒言，喜热饮，不耐生冷。在调摄护理方面可以适量服用些补气养血之品，如黄芪、人参、阿胶，若见舌色红绛或舌苔厚腻的时候说明体内有火或积滞，此时不适宜盲目温补。在冬季的饮食中也可以增加一些温阳之品，如牛羊肉、姜枣茶。汉代名医张仲景所著《金匮要略》中就有记载驱寒保暖的食疗名方"当归羊肉生姜汤"，汤中三味食材相互配合以行温中补血，散寒调经之功。俗话说"药补不如食补，食补不如神补"。虽然听起来有点玄虚，但是从中医理论的"形神相应"的基础而言并不难理解，"精神之于形骸，犹国之有君也"说的就是精神能统领身体，亦如"望梅止渴"故事比喻的道理一样，积极的心理暗示可以给身体带来源源不断的正能量。比如在萧瑟的秋末冬初，本来就阳气不足的怕冷体质更容易感深秋重阴之气而悲沉。可以通过看喜剧、晒太阳、和朋友家人聚会、品美食、郊游、泡温泉等积极的活动，激发阳气，帮助阳虚体质的朋友们舒适地度过寒秋。

就好比阴冷潮湿的天气，只要太阳一出来，就会扫尽阴冷和潮湿。人体的阳气就如同我们体内的太阳。万物生长、少儿茁壮、成人健康同样都离不开我们体内的这颗太阳。所谓"天之大宝，只此一丸红日；人之大宝，只此一息真阳"，人体阳气就像自然界的太阳，具有抗病能力。若五脏真元通畅，人体各脏腑、经络等组织器官功能协调，就不易感受邪气发病；若元气不足，脏腑功能失调，则客气邪风等各种致病因素易侵犯人体导致疾病发生，甚至使人死亡。可以说，生命的玄机就是固护阳气。只有固护阳气，才能百病不生，也只有阳气旺盛，人体的自我康复能力才能发挥正常。所以，我们一定要用自己的双手，把人体的太阳托起来，让它光照我们的五脏六腑，温煦我们的四肢百骸，推动我们的气血津液，这样才能给我们带来长久的健康。

第3天

红　舌

前面两天我们介绍了正常舌质和阳虚时的舌质，临床上常见的还有一种舌质即红舌，可见于不同系统的疾病，而且表现症状千变万化、轻重不一。

1. 红舌体现"热"

红舌的颜色是比正常淡红色还要红一些，甚至呈鲜红色，红之深色称绛，是机体内热证的表现，在病变上只反映病情程度的轻重。红舌即我们平时所说的"上火"的表现，不过即使是"火"也有实火和虚火之别，红舌主实火与虚火的鉴别关键在于舌苔之有无，舌红有苔者多为实火证，舌红少苔或无苔者多属虚火证。舌色越红，提示热邪越重，不过舌象变化因疾病系统的不同而存在明显的病中差异，在辨证的基础上也要辨病，以全面认识疾病。

根据体内"火"的虚实不同，引起舌色红赤的原因亦可归结为两个方面。

（1）由于血液受热循行加速，舌体脉络充盈而见之象，常见于脏腑功能亢进、正邪交争激烈者。

（2）因阴液亏虚，水不制火所致虚火内生，见舌色鲜红者，临床多见于阴虚内热之人。

2. 红舌兼夹舌象

红舌既可以遍见整个舌体，亦可仅见于舌尖、舌两边等局限部位或舌上散在红点芒刺。在前几篇的介绍里我们知道舌的一定部位与一定脏腑相联系，并反映着相关脏腑的病理变化，因此舌不同部位红赤又提示着不同的临床病证。

（1）舌体颜色稍红，或仅舌边尖略红，多属外感风热表证初起，疾病表浅之象。

（2）舌红、质干而有较厚苔者，多为实热证，若在外感病中出现，多为邪热炽盛的里热证，而在内伤杂病见则多为脏腑阳热亢盛。

（3）舌尖红一般是"心火旺"的表现，比如近期烦心的事情比较多，这类人晚上睡觉辗转反侧，不易入睡，眠浅易醒。心火也有虚实之分，虚火主要表现有心烦、口渴、盗汗、睡眠不安、口腔溃疡等；实火则表现为咽喉疼痛、口干、尿黄、大便秘结、易怒等。

（4）舌两侧归属肝胆，舌两边红赤，多为肝胆火盛，高血压或最近情绪急躁的朋友常有此舌象。

（5）舌体瘦小，舌鲜红少苔，或有裂纹，或红光无苔，为阴虚内热，滋润、荣养作用减弱引起。

3. "红舌"的养生调理

舌尖对应的脏腑是心肺，所以舌尖局限性色红大多属心火过盛，但是用在小儿身上就不那么合适，小儿天真无邪没有这么多心思，何来心火？因此对于小儿来讲舌尖红多属肺热。舌尖红的小儿容易感冒，反复得上感、扁桃体炎，大便硬干，如同羊屎球。这样的小儿多数因为穿得太多，吃得太多，体内蕴积化火所致。故有曾世荣《活幼心书》提出"四时欲得小儿安，常要三分饥与寒；但愿人皆依此法，自然诸疾不相干"的小儿调护准则。

有位年轻人近日有些上火，口干口臭，大便干结不解，听闻大黄通便效果不错，就在药店里买了一些泡水喝，服后大便得解，非常畅快，年轻人很是高兴，就把这个"秘方"介绍给自己的爷爷——一个同样饱受排便困难之苦的老大爷，可是老大爷喝了大黄水后虽然大便得以排出，但同时还出了一身大汗，浑身没有力气，只喝了几天后，大便秘结反而愈甚，身体也愈加虚弱。对于两个同样是便秘的人，为什么同种方法结果却不同呢？原因在于，虽然两人是同样的疾病，但年轻人的疾病机理是脏腑实热、津伤便结，而老大爷本身年老体弱、用力则汗出乏力，是气虚无力推动排便，显然病理机制是不同的，年轻人身体壮实又有上火情况，出现的便秘属于热秘，舌象必红而苔黄，而老年之人，或真阳亏损、推动无力或阴亏肠燥导致的便秘，多属虚证，舌定淡白，脉弱，此时若一味使用泻下药，初用尚可通便，继用非但无效，且徒伤正气，甚则病情连绵不愈，影响预后。

不管实火、虚火，通过舌象观察，不仅能够帮助各位读者朋友们自己掌握身体状态发生的变化，还可以观察药效，指导饮食宜忌。比如阴虚的人可适当配合滋阴药膳有针对性地调养。常选择的食物有糯米、绿豆、藕、马兰头、大白菜、黑木耳、银耳、豆腐、甘蔗、梨、西瓜、山药、黄瓜等，这些食品性味多甘寒凉润，有滋补机体阴津的功效。阴虚体质的朋友应少吃辛辣的东西，如火锅、鸡肉，煎、炸、爆、烤的食物，水果中的龙眼肉、荔枝。

出汗不可太过，忌桑拿，不可思虑过度，及时补充水分。阳虚易补，阴亏难疗。所以最好用一些比较平和的养阴药，持之以恒地调节。

> 色赤红者，脏腑俱热也，色紫红瘀红者，脏腑热极也，多见于时疫或误服温补。
>
> ——《舌鉴辨正·红舌总论》

红舌不宜随便服用补品，宜百合、枸杞、黄连、麦冬、玄参等滋阴清热降火的药物，因为红舌的人体内蕴积着火热，即通常所说的"上火"，再服用黄芪、人参等补品，无异于火上浇油。在门诊，常有患者说吃了点人参补补身体，结果补得鼻血直流、头痛头胀、血压升高，不当补而补之，即使是人参也成了毒药。因此，吃补品前，应先看看舌象，了解自己的体质特点，是虚寒还是火热，以避免误补之弊。

这就是中医治疗强调的"因人而异，辨证施治"，病的症状虽然相同，但引起疾病的原因不同，故治疗方法也不一样，即所谓"同病异治"，这是中医学理论体系中的重要组成部分，是辨证论治中的重要治疗法则，要充分考虑疾病的特殊之处以及药物作用的细微差别，这样才能体现出中医学辨证论治的灵活性。

第4天

红 绛 舌

舌色较红色颜色更深，或略带暗红色者谓之绛舌，绛舌多由红舌进一步发展而来。

1. 绛舌体现伤阴

红舌与绛舌均主热证，舌色愈红，热势愈盛，故绛舌比红舌的病情更为深重。

绛舌者，火赤也，深红也。"

——《舌苔统志·绛色舌》

由于绛舌在出现之前，多经过红舌的阶段，二者的临床意义和形成机理有类似之处，所以医生常常称红绛舌是火热上炎的象征，二者仅有热性程度的差别。如红绛舌多由高热伤阴引起，为病邪入里，常发生在感染、中毒、维生素缺乏、脱水、贫血、昏迷等病理过程中。

提到伤阴，可能很多读者朋友都不太理解，这就要先介绍一下中医学的阴阳学说。阴阳，是中国古代哲学的一对范畴，从最初指日光向背，经过不断的引申发展，几乎能把自然界所有的事物和现象都划分为阴与阳两个方面。中医学理论体系中阴阳学说广泛用来说明人体的组织结构、生理功能、病理变化，并指导养生保健以及疾病的诊断和治疗。《黄帝内经》中将具有温煦、推动、兴奋、生发作用的概括为阳，对具有凉润、宁静、抑制、肃降作用的指代为阴。阴阳二气是不断转化运动的，阳盛则阴衰，阴盛则阳虚，人体阴阳协调平衡，才能推动和维持人的生命活动的正常进行。

红绛舌的形成有三方面因素。

（1）在外感热病中，邪热亢盛，气血沸涌，舌部血络充盈而舌红起芒刺，多伴有黄厚苔。

（2）热入营血，耗伤营阴，血液浓缩瘀滞，血热充斥故而舌色深绛，

（3）内伤杂病多见舌鲜红而少苔，或有裂纹或光红无苔者为阴虚水涸，虚火上炎或胃、肾液竭所致。若舌绛而色暗或有瘀斑、瘀点，是血瘀挟热证。

2. 红绛舌兼夹舌象

中医卫气营血辨证是基于《内经》卫气营血生理功能认识基础之上的。叶天士谓"其热传营，舌色必绛"，可见绛舌是营分证的特有表现。营阴为水谷所化生的有形精微，温邪传入营分，则以营热阴伤，扰神窜络为其基本病机变化。其临床症状多表现为身热夜甚口干反不渴饮，心烦不寐，时有谵语，斑疹隐隐，舌红绛，多有裂纹，脉细数。舌色鲜红或深红，说明热入营血，但热的性质却有虚实的不同。

（1）实热型红绛舌：大多由急性温热病引起，发病不久，邪虽盛但正气未衰，热度较高，甚至有神志昏昧，胡言乱语，舌质红绛较鲜明，多有红刺增生增大而突出，舌面干燥起裂纹，舌苔黄糙或焦黑，这时温邪已侵入营分。主要矛盾在于热毒邪实，即使伤阴也不严重，应该立即采用大剂量的清热凉营药物。随着热病好转，绛舌也会转淡。舌绛有苔者，在外感热病中提示气分之邪未净，而邪热已入营血，脏腑内热炽盛，应急用清火泻火之药，以防热盛伤津致虚。

（2）阴虚型红绛舌：多见于慢性消耗性疾病或温热病的后期，热邪的气焰已经低落，但阴血津液消耗过多，正气虚弱的现象比较突出，可有午后潮热、面色发红发烫、内心烦热、口干引饮等症。此时舌质红或绛，但色较暗，不鲜明，舌苔很少或不见舌苔，舌面干而少津，也有舌质的边尖特别红赤，并有红刺现象存在。这说明主要矛盾在于阴虚，应该用大剂量滋阴生津的中药治疗。《辨舌指南》说："绛而光亮者，胃阴亡也""舌虽绛而不鲜，干枯而痿者，肾阴涸也。"绛舌上罩有黏腻苔垢为热在营血而兼有痰湿或秽浊之气。此时每易发生痰浊蒙蔽心包而出现神志异常症状。如果舌质红绛而颜色较暗，舌面光滑如镜，舌质干瘪枯萎，说明胃肾阴枯，津液大伤，养阴药不仅剂量要大，而且要照顾到脾胃，治疗的时间也较长。上面是指舌质全部都显露红绛的颜色，如果红绛之色仅在舌质的局部出现，也有一定的临床意义。

3. "绛舌"的养生调理

中医说阴虚体质的人多形体消瘦、毛发焦枯、午后面色潮红、唇红舌燥、口咽少津、心中时烦、手足心热、少眠、便干、尿黄、性情急躁、情绪亢奋、不耐春夏、多喜冷饮、耳鸣、苔干或少苔或无苔、脉细数。对照一下自己，

如果您性格比较急躁，遇事容易着急、慌张，经常感到口干舌燥，怕热但不怕冷，比较喜欢吃冷食，而且手心和脚心都比较热，那有可能就是阴虚体质了。阴虚体质的人，应循"恬淡虚无，精神内守"原则，平时注意自觉养成冷静、沉着的习惯，少参加竞争激烈的文娱体育活动，而且要节制性生活。阴虚体质的人畏热喜凉，冬寒易过，夏热难受。每逢炎热的夏季，应注意避暑，有条件的应到海边、高山之地旅游；"秋冬养阴"对阴虚体质的人更为重要，特别是秋季气候干燥，更易伤阴，所以，应多饮水，保持居室环境安静。饮食调理的原则是"保阴潜阳"。不妨在家里烹制百合粥、枸杞粥、桑葚粥、山药粥等食用，而燕窝、海参、冬虫夏草等也是很好的补品。至于葱、姜、蒜、韭、薤、椒等辛辣燥烈之品则应少吃。

舌诊简便易行，舌象的变化能较客观准确地反映病情，可作为诊断疾病、了解病情发展变化和辨证的重要依据。若体内火热亢盛，灼伤营血，继而会出现血液凝而为瘀，多出现舌色青紫，那么青紫舌是不是都是由于火热灼血而产生的呢？带着这个疑问我们明天一起学习后面的内容——青舌。

第**5**天

青 舌

临床上，舌诊是诊察疾病的重要依据，它在一定程度上能反映全身内脏器官微循环的状态，舌通过经络直接或间接联系于脏腑，故脏腑精气可上营于舌，脏腑的变化亦可从舌象的变化上反映出来。

全舌呈均匀青紫色或舌色中泛现青紫色均称为"青紫舌"，是类似紫甘蓝菜汤的颜色。青紫舌多见于肝胆系统疾病和各种原因引起的心肺功能不全，如果舌质长期暗红或青紫色，要警惕癌症的可能。不过，在一部分正常人群中也会有舌象出现青紫色的情况，他们没有身体上的症状，临床观察归结为气血瘀滞之故。单纯的紫舌不常见，根据青紫色颜色程度不同又有不同意义，亦有寒热之别，淡紫、绛紫、青紫是病情从轻到重的变化。根据颜色分布部位又有全舌青紫与部分青紫之异。整个舌体呈淡紫带青，润滑无苔，此种舌象多由淡白舌转变而来。今天我们就来一起认识一下由淡白舌转变来的"青舌"。

舌色淡红中泛现青紫者，多因肺气壅滞，或肝郁血瘀，或气虚无力推动血液运行，使血流缓慢所致，亦可见于某些先天性心脏病，或某些药物、食物中毒等。"淡青紫舌"常是在淡白舌的基础上出现血液运行不畅的病理改变而致，其舌整体淡紫而湿润，多为阴寒内盛、阳气被遏、血行凝滞，或阳气虚衰、气血运行不畅、血脉瘀滞，又称为"青舌"。"紫红舌"多是在舌色红和舌色绛之后颜色进一步加深所展现出来的。这说明体内火热蓄积同时出现了瘀滞现象，反映出身上某些部位出现瘀血的情况，也叫作"紫舌"。如果出现了全舌色青，为寒凝血瘀之重证，那病情就更加严重了。

中医理论认为"气"是构成人体和维持人体生命活动的基本物质之一，这一概念源于古人对人体生命现象的观察，《难经·八难》说："气者，人之根本也"。气有一项重要就是推动与调控血液运行，如果气的这一功能出现了问题，常会出现血液循行迟缓，流行不畅，甚则血液停滞的病理状态。既可以为全身性病变，亦可瘀阻于脏腑、经络、形体、官窍的某一局部，从而产生不同的临床表现。气血经脉运行瘀滞，组织得不到气血的充盈营养可见手足唇甲青紫，肌肤燥枯等。《证治要诀》云："痛则不通，通则不痛"，指出若气血不通，瘀于局部易见疼痛。

产生瘀血的原因可有多个方面，一是外伤、跌仆及其他原因造成的体内出血，离经之血未及时排除或消散，淤积于体内；二是气滞而血行不畅，以致血脉瘀滞；三是血寒使血脉凝滞，或血热而使血行壅聚或血受煎熬，血液浓缩黏滞，致使脉道瘀塞；四是湿热、痰浊、砂石等有形实邪压迫、阻塞脉络，以致血运受阻；五是气虚、阳虚而运血无力，血行迟缓。

舌质紫暗为瘀血之征象，常见瘀斑或紫斑，全舌之青紫亦深浅不均。而阳虚所致常全舌一片紫暗，色泽均匀，且紫色泛青，有缺氧之兆。而且瘀血者舌面常呈苔净而质偏干之象，阳虚者多见薄腻而偏湿润的舌苔。阳虚阴盛，血脉瘀滞，舌色淡紫或紫暗湿润；气机不畅，或气虚致瘀血内阻，出现青紫或有斑点瘀斑。

舌面见青紫色斑点，不高于舌面者，称瘀斑瘀点舌，是瘀血内阻之征象，多是瘀血阻滞于某一局部，或是局部血络损伤所致。"不通则痛"，瘀血舌患者往往有一定的痛证，中青年女性多见月经不调、经血色深，或痛经，或血块等问题，老年人往往有心脑血管病变。有些妇女，特别是更年期的妇女，舌头两侧多有瘀血点，多伴有情绪急躁。如果病情进一步加重，舌质会呈现出蓝色。紫热到极点就会变蓝。通过临床统计，胰腺炎患者的蓝舌出现率排第一位，其次是肝病、重症糖尿病等。

《内经》提出"形不足者，温之以气"的治疗原则，很多女孩到冬天手脚发凉，到夏天手脚又多汗，舌象看起来多舌尖有红点，舌质红紫。阳虚之人不适合单用活血化瘀之品，"气为血帅，气行则血行"，治病求本，在活血祛瘀的基础上，加以温阳行气之法，则散瘀之功得以加强，对青舌的改善效果会更好。

淡紫舌也多见于亚健康的病人，即表面看上去怎么都不像有病，西医学检测也没有阳性指标，但有时候中医就看得出来。所以如果出现了淡紫舌提示身体有潜在健康隐患了，说明该注意调理了。现代人很大一部分都存在气滞血瘀的情况，多表现有肤色晦暗、眼眶暗黑、肌肤干燥，更常见于脑力工作者，这类人易患出血、冠心病、中风等疾病。调理时可服用适量的活血化瘀的食品、药品，加强有益于血液循环的活动，如太极拳等。勤加按摩，多食萝卜、山楂、绿茶、玫瑰花等食物，少食肥甘厚味，注意休息，保持乐观情绪，以保障气血在体内运行顺畅，各脏腑组织的生理功能运行如常。

第**6**天

紫 舌

青紫舌中在舌色红和舌色绛基础上再出现瘀滞现象则可见紫红舌，与淡青紫舌类似，也是说明身上某些部位出现瘀血的情况，从颜色的变化上看，紫色是比绛色更深更浓郁的颜色，绛紫色是一种比较常见的紫色，是深红和紫色的结合，也可以说是绛舌病情加重加深的一种表现，可出现全舌紫红或仅在舌的局部出现紫红色瘀斑瘀点。

紫舌的形成多是由于热毒炽盛，深入营血，营阴受灼，气血壅滞不畅而致。或酒毒致血行不畅，瘀而为紫色。

紫见全舌，脏腑皆热极也。见于舌之某经，即某经之郁热也。伤寒化火者，中时疫者，内热熏蒸者，误服温补者，酒食湿滞者，皆有紫舌，有表里实热证，无虚寒证。

——《舌鉴辨证》

舌体红紫，舌尖有红点，舌苔薄甚至没有舌苔，这样的人体型多有消瘦而且平时不怕冷，皮肤比较干燥，睡眠多梦，经常便秘。舌色紫红或绛紫，见于热证，多由红绛舌发展而成，苔少而干枯少津，均属热毒内蕴之证，是外感热病发展的严重阶段。如体内素有瘀血，又感温热之邪热入于营分，血热瘀蕴，经脉阻滞，可伴腹内结块、胀痛，痛以刺痛为主，痛处不定，肌肤甲错，黑暗消瘦。

舌色紫或舌上有瘀斑，这是瘀血内阻之征象，就如前面多次介绍的，舌不单是我们人体的一个部位，也是人体的一个缩影，舌面不同区域对应着身体不同脏腑经络。舌上出现瘀点瘀斑多是瘀血阻滞于某一局部，或是局部血络损伤所致。比如高血压病，特别是病程长久的高血压患者，也可在舌下见到瘀点。多数肿瘤病人，尤其是肝癌，舌下多见静脉曲张或有紫黑色的瘀点。慢性肝病、肺气肿、肺心病等部分病人也可在舌部出现瘀点。由于气血经脉运行瘀滞，还常见到手足唇甲青紫。

暗紫舌的舌色暗紫，晦暗不泽润，成因有三个方面：①热邪深重，津枯血燥，血行瘀滞。治宜凉血散血。②机体素有瘀血，又感温热之邪热入于营分，血热瘀蕴，经脉阻滞，可伴腹内结块，胀痛，痛以刺痛为主，痛处不定，肌肤甲错，黑暗消瘦，见于营热夹瘀，治宜清营破瘀。③温热夹湿兼瘀，湿与热并，瘀蕴不解，为血瘀湿热，治宜化瘀利湿。其实，活血化瘀最廉价而有效的方法就是运动，坚持合理的运动就能促进血液循环，使气血通畅，瘀者得疏，滞者得行，从而起到"活血化瘀"、"祛瘀生新"的作用。不过由于暗紫舌兼证较多，有此类舌象的病人一般病情较复杂，在临床疾病的病种中也很多见，具体还应参考各兼证表现。

体有瘀血者，中青年女性来讲多伴有月经不调、颜色深、或痛经、或有血块，老年人往往有心脑血管病变。这些朋友在日常调理中可以服用适量的活血化瘀的食品、药品，如玫瑰花、山楂、益母草、红花、当归等。有些妇女，特别是更年期的妇女，此时肾气衰竭、天癸竭绝，加之社会、工作、家庭等因素的压力，而致肝气郁结，气滞血瘀，舌头两侧多见瘀血点，容易出现情绪急躁、失眠、汗多等症状。

曾经在门诊上来过一个老大爷来看咳喘，身上还有很多红疹。虽然这位老大爷有喘息的症状，但他体型壮硕，声如洪钟，这样的人首先就阳不虚。但是舌质是暗的、紫的，舌尖还有红紫点，舌苔厚腻，舌苔上面还有一条裂纹，根据一般经验，这种舌质暗的、中间有裂纹的、舌尖红点的就属于气滞血瘀，舌苔腻就有湿，湿就是痰浊、污泥浊水。这个老大爷病位在表，但他病的原因在心脏，之所以有这个论断，也是因为看到他的舌头上，尤其是舌尖部分有散在的紫色瘀点，大家都知道舌淡红才是正常舌，舌紫就是瘀。我又跟老大爷解释他这病病机在肝，病位在肺，病理在脾。说他的病理在脾依据的是他的舌苔厚腻，因为脾的运化消化功能受到影响，脾的运化功能减弱。中医五行理论讲心属火，脾属土，五行相生关系正常时应火生土，气血通顺，消化功能好，排泄功能好，就不会造成堆积，而因瘀不通，亦阻碍肝脏气机的正常疏泄，影响肺气失降而喘咳。

现代人多有不同程度的气血瘀滞，兼有所偏，每个人不同。很多人都生过闷气，这就是中医讲的气郁。大家都知道现在西医的检测，各种科学检查手段可以说是明察秋毫，它可以检查出贫血，但它却查不出贫气，再如气虚、气郁、气结、气散、气脱、气升、气降等也没有仪器可以检测出来。

舌诊是祖国医学宝库中的精华之所在。青紫舌在中医临床辨证中，有重要的指导意义。在今后认识和诊断疾病过程中还有待深入研究。

第7天
舌色与养生

在疾病的发生发展过程中，舌象如同反映人体的一面镜子，变化极其灵敏。通过对舌象的动态观察，可以及时了解疾病的进退、顺逆等病变势态。正如前面几篇的介绍里，舌色由淡红转红绛、由明润转晦暗、由紫暗转淡红的动态变化，提示疾病加重或转愈的不同趋向。掌握舌象与疾病发展变化的关系，就能充分认识疾病不同阶段所发生的病理改变，为早期诊断及治疗提供重要依据。

中医学认为，人生活在自然界中，自然界存在着人类赖以生存的必要条件，自然环境的变化可直接或间接地影响人体的生命活动。四时寒暑交替，势必影响人体脏腑气血的变化，反映脏腑气血变化的舌象也会有所变化，人体自身与外界环境之间，始终维持着相对的动态平衡，即中医所谓的"阴平阳秘"，这是维持正常生理状态的基础。当人体在某种致病因素的作用下，脏腑、经络等生理功能发生异常，气血阴阳的平衡协调关系遭到破坏，导致"阴阳失调"时，就会导致疾病的发生。而疾病在其发生、发展、变化的过程中，因病位之深浅、病程之长短、病证之虚实、病性之寒热、病情之兼夹所引起病情的外在表现不同，诊断和治疗亦会有变化，因此掌握舌象与疾病发展变化的关系，充分认识疾病不同阶段所发生的病理改变，能为早期诊断及治疗提供重要依据。

一般而言，舌质主要反映脏腑气血津液的变化，观察舌质可以了解脏腑的虚实、气血津液的盛衰，当然还要结合舌苔及其他脏腑系统反映情况统一而定。无论病之新久，如舌体正常为淡红色，提示病情尚属单纯，正气尚未明显损伤。

舌质与舌苔变化一致时，提示病机相同，主病为两者意义的综合，例如舌质红、苔黄而燥，主实热证；舌体淡嫩、苔白润，主虚寒证；舌红绛而有裂纹、舌苔焦黄干燥，多主热极津伤。当舌质和舌苔变化不一致时，应对二者的病因病机以及相互关系进行综合分析，如见淡白舌黄腻苔时，舌质淡白多为虚寒，而黄腻苔常为湿热之征，舌色与苔色所反映的主病虽有寒热之别，但舌质主要反映正气，舌苔主要反映病邪，说明此乃本虚标实、寒热夹杂的一个病理征象，脾胃虚寒而感受湿热之邪可见上述舌象。所以，当舌体和舌苔变化不一致时，一般提示体内存在两种或两种以上的病理变化，病情比较复杂，舌诊的辨证意义亦应是二者的结合，读者朋友们在运用时还需注意处理好几个方面的标本缓急关系，绝不可轻易从舍。

也许有的读者朋友发现，对于不同疾病的病人，大夫给出的诊疗方案有时很相似，或许会对大夫的诊疗产生疑惑与不解，其实这里面体现的又是一个中医学特有的理论——异病同治。即指不同的疾病，在其发展过程中，由于出现了相同的病机，即使疾病的临床表现千变万化，依然采用同一方法治疗的原则。中医治病的原则，不是着眼于病的异同，而是着眼于病机的区别。也就是说，既不决定于发病原因，也不决定于疾病表现，关键在于识别不同疾病有无共同的发病机理，病机相同才可采用相同的治法，异病可以同治，例如，久泻脱肛、子宫下垂、胃下垂，属不同的疾病，但它们的基本病机都为中气下陷，造成脏器托举无力，治疗中都可以用升提中气的方法治疗，常用的代表方为补中益气汤。

在门诊上经常被问到这样的问题："为什么我会得这病？"不同的人群中易患病种亦有不同这又是什么原因呢？

体质现象是人类生命活动的一种重要表现形式，是指人体生命过程中，在先天禀赋和后天获得的基础上所形成的形态结构、生理功能和心理状态等方面综合的、相对稳定的固有特质。在古代，安逸享福的富贵人家比较少，而饥寒交迫、靠辛苦劳作为生的穷苦人占大多数，那时的人们因为营养、过度劳作等问题体质以虚证为主导，在清朝末年中国人被全世界人称呼为"东亚病夫"，可见中国人的体质已经衰弱到了何种程度。后来经过经济发展、人民生活水平的提高，人们的饮食结构有了很大不同。过量油脂、酒精、辣椒的摄入，不健康的生活习惯等造成了现在很大一部分痰湿、燥热、阳虚的体质，压力及情绪的波动也使很多人伴有气滞血瘀的病理情况。《内经》有云："有诸内，必形诸外。"所以通过机体的外在表现，认识了解自身体质，合理调节饮食生活习惯，以增强体质，预防疾病，更好地颐养生命。

通过这一周的学习我们了解到舌象可以反映人体脏腑功能的改变，那么不同强弱体质的朋友又有什么样的舌象表现呢？敬请阅读下周内容——辨析舌形。

辨析舌形

舌形，就是舌质的形状，包括荣（枯）舌、老（嫩）舌、胖（瘦）舌、点（刺）舌、裂纹舌、齿痕舌等。

第<i>1</i>天

荣、枯舌

　　荣，荣润富有光泽之意；枯，干枯缺乏生机之意。二者词义相反。纵观我们生活的自然界中也大都暗含着荣与枯这个特点。最典型的例子莫过于唐代诗人白居易的那首《赋得古原草送别》了，"离离原上草，一岁一枯荣，野火烧不尽，春风吹又生。"如果自然界阳气亢盛，水分充足，草木就会欣欣向荣；如果天寒地冻，气候干燥，草木就会萎黄干枯。人虽非草木，但和自然界万物一样，如果机体气血津液充足、阳气旺盛，就会表现出肌肉丰满、肢体灵活等一派生机勃勃的景象；如果气血津液不足、阳气衰少则会出现皮肤枯槁、行动迟缓等一派老态龙钟之象。机体无论生机旺盛还是生命垂危都可从舌上反映出来，这就是接下来我们要谈及的荣枯舌。

　　荣枯舌属于中医舌诊望舌神的一部分，是通过观察舌质的色泽和动态而得出的总体印象。凡是舌质红活鲜明、润泽，舌体运动灵活自如，即为荣舌，是舌有神的表现，提示津液充足、气血充盈、心神健旺，即使患病亦轻浅，正气未伤，属善候。凡是舌质暗滞、枯涩，运动失灵、缺乏生机，即为枯舌，是舌无神的表现，提示津液耗竭、气血大亏、心神衰败，病情危重，属恶候。

　　荣者，有光彩也，凡病皆吉；枯者，无精神也，凡病皆凶。荣润则津足，干枯则津乏。荣者谓有神，灵动精爽，红活鲜明，得之则生，失之则死。明润而有血色者生，枯暗而无血色者死。

　　　　　　　　　　　　　　　　　　　　——曹炳章《辨舌指南》

1. 荣舌的特点

　　如果患者舌象为荣舌，即使患病也往往提示比较轻微。"凡舌质有光有体，不论黄白灰黑，刮之而里面红润，神气荣华者，诸病皆吉。"即是说的此意。假如一患者抱病卧床，如果舌体荣润，即使病程长久，往往也不会出现危险。只要符合以下几个条件便可认为是荣舌。

（1）舌质滋润：提示体内津液充足。

（2）舌色红活鲜明：提示气血充足，运行无阻。

（3）舌体运动灵活自如：提示舌有神。

2. 枯舌的特点

需要符合以下几个条件才能认定是枯舌。

（1）舌质枯涩：提示体内津液不足。

（2）色泽晦暗不鲜：常提示体内气血运行不畅。

（3）舌体运动不灵活：提示舌神衰少。

以上这 3 种情况，越是表现明显，往往提示病情也越重。"若舌质无光无体，不拘有苔无苔，视之里面枯晦，神气全无者，诸病皆凶"，即是说的此意。即使是初病见此，亦需要谨慎，谨防变生他证，终成不救之证。

名医潘澄濂早年曾诊治过一例女性患者，20 余岁，头痛高热已 5 日，体温高达 40℃，神识朦胧，自汗，烦躁，口渴引饮，舌苔薄黄，边尖质红，脉象滑大而数，根据临床表现，诊断为暑热熏蒸、热蒙清窍，投以白虎汤加减，方用生石膏、鲜生地、知母、菖蒲、银花、黑山栀、竹叶、芦根、甘草适量。服上方 2 剂。翌日下午复诊，体温虽降至 36.2℃，而神识昏迷加深，呼吸不匀，汗出肢厥，舌苔干枯，质淡红，脉象微细，呈心气衰竭之象，急改投生脉散加附片以救逆，终归无效身亡。

3. 枯舌常见类型

枯舌可根据其色泽的改变、津液的盈亏及舌体的灵活度分为数种类型，分别代表着不同的证型。

（1）如叶天士在《温热论》中提及"舌绛而不鲜，干枯而萎者，肾阴涸也，急以阿胶、鸡子黄、地黄、天冬等救之，缓则恐涸极而无救也。"肾阴涸，即指肾阴亏虚至极，都到了干涸的程度，阴液不能上荣，导致舌干枯而萎。这种舌象多见于温热性疾病（急性传染性疾病）后期，如果治疗不及时，预后一般不佳。

（2）舌淡瘦薄干枯，提示气血大亏无以上荣，常见于频繁失血的患者（比如便血、经血量多）。

（3）舌干枯苔老黄，提示体内热极耗伤阴津。常见于中风后期，瘀热酿痰，煎熬肾阴的患者。

以上几种情况的舌形，均提示病情危重，应及早治疗。

4. 治疗原则

《内经》有言："有诸内者，必形诸外"。通俗一点讲，就是人体作为一个有机的整体，体内的脏腑功能和气血运行状态，会通过经络相应地流露到体外。而舌的荣枯恰恰是机体本身内部气血津液状态的真实写照，换句话而言，也就是通过舌的荣枯可判定体内气血津液是充足还是亏损不足。荣舌不必多说，说明体内气血津液旺盛，即使患病也常常轻浅。而枯舌则多由虚损引起，因此在治疗或者调养时应在"虚则补之"的原则下进行调补。

（1）舌枯由肾阴亏涸者，这种现象就如同树木的根缺少了水分，树叶会萎黄、树皮会干枯是一个道理，此则需要滋水涵木，彼则需要应用血肉有情之品峻补肾阴。

（2）如果舌枯由邪热耗伤津液无以上荣所致者，如同釜底薪火燃烧过旺，时间稍长即会过度煎熬锅中水谷致使过度浓稠甚至变焦糊，此则应釜底抽薪锅中加水，彼则应泻南补北，育阴清热。

（3）如果舌枯由气血大亏引起，应查明导致气血大亏的原因，在治疗其根本的同时，再配合益气养血，方为上策。这就和车胎漏气是一个道理，如果不修补车胎的漏洞而是一味地给车胎充气，无论如何车胎的气也不会充足。

以上仅是针对导致舌干枯无光泽的几种常见的治疗大法，并非全部，具体情况还应结合其他诊断方法，以求得辨证精确。只有辨证准确，治疗才能做到有的放矢，疗效才有可能会显著。

第2天
老、嫩舌

老、嫩舌，即分别指老舌、嫩舌。老舌又称之为"苍老舌"，是指舌质纹理粗糙或皱缩、坚敛而不柔软、舌色较暗者；嫩舌又为"娇嫩舌"，是指舌质纹理细腻、浮胖娇嫩、舌色较为浅淡者。舌质的老嫩是舌色和舌形的综合表现。老舌多见于实证、热证，实邪亢盛，人体正气与邪气剧烈斗争，导致气血壅滞运行不畅，使舌质显得坚敛苍老。而气血不足，不能充盈舌体，或者阳虚津液不化，导致水湿内停，则使舌体显得浮胖娇嫩。《辨舌指南》中明确提出："凡舌质坚敛苍老，不论苔色白黄灰黑，病多主实；舌质浮胖兼娇嫩，不拘苔色灰黑黄白，病多属虚。"

老嫩舌的形成就像树木一样，年轮少的树木一般外皮也比较嫩，随着树龄的增长，树皮和树干也显得格外苍劲挺拔。舌也如此，在正常的状态下，年龄越小则舌体也常常越嫩，此嫩非浮胖而嫩，是正常的鲜艳红活。随着年龄的增长舌体往往也显得皱缩苍老，高龄老人尤为显著，不但舌皱缩，就连口唇也紧缩。此老与嫩是正常的生理现象，不作为病态对待。了解了正常状态下的老、嫩舌，由此我们可以知常而达变，进而了解病态老嫩舌的病因病机及治疗大法。

1. 老舌

苍老舌为病一般多见于体格比较壮实的中老年人，按体质分类来说，也就是阳气比较旺盛的人群，此类人群久患热证或者实证时常表现为此舌。例如，一些体格比较壮实的老年人患中风后，出现言语不清晰、喉中痰声辘辘、谵语、大便干结难解等症状，是比较典型的痰热腑实证，此类患者的舌色常常是老、焦、黄，苔厚腻而干，甚至苔粗糙如砂石。另外，还有一些烈性传染病的患者，染病初期舌苔就厚厚地覆盖在舌面上，舌质粗糙苍老，此类舌可仿照吴又可邪伏膜原的治疗方法或者是余师愚的清瘟败毒饮来治疗，但此证预后很差，就像今天的非典、禽流感一样如果治疗不及时很有可能导致死亡。

值得注意的是苍老舌的病机多属于实,"实则泻之",随着生活条件的提高,各种各样的补品也是琳琅满目,好多人就认为"这是补品,是好东西,吃了对身体有好处",其实这种观点是大错特错的。苍老舌的患者多属于实,如果此时再服用一些大补之品无异于火上浇油,很有可能会使体内邪气加重。早在清代,名医徐大椿就针对这种情况大声疾呼,进行了严厉的批判,发出了"人参杀人无过,大黄救人无功"的感叹。所以提醒大家如果舌苍老、苔厚腻一定慎用补品。因为六腑以通为补,适当地保持六腑传导通利,使秽浊之邪不留恋体内,给邪出路则有助于有形之邪的排出。

2. 嫩舌

娇嫩舌为病一般多主虚证,主要见于气血亏虚、阳虚或阴寒太盛,另外水湿内盛也可出现娇嫩舌。

(1)由气血亏虚导致的娇嫩舌的特点是舌体瘦薄而娇嫩,其形成大概与气血不能上荣舌体有关。此类患者常容易出现心慌气短、头晕乏力、失眠多梦等表现,在预防和治疗上以益气养血为主。药店有卖的成药比如十全大补丸、六君子丸等均对此有很好的疗效。如果气虚明显者可用补中益气丸或参苓白术丸,如果以血虚为主可用四物口服液或阿胶膏等补血之品。

(2)阳虚或阴寒太盛导致的娇嫩舌特点是舌体娇嫩、津液比较多,舌苔白滑。其形成的机理大概与阳虚阴盛导致的津液不化有关。此类患者平时容易出现畏寒怕冷、五更泄泻、小便清长等症状,在治疗上以温里散寒为主。代表的方药如金匮肾气丸、附子理中丸等在药店均可以买到。

(3)水湿太盛也可以导致娇嫩舌,其舌象特点是舌胖大而嫩,舌边甚至伴有齿痕。其形成的机理与胖大舌形成的机理一致。在治疗上以健脾或温肾利湿为主。代表的方药如参苓白术丸或附子理中丸等。

(4)阴虚和津伤也可出现嫩舌,例如《辨舌指南》中指出:"舌圆大碎嫩,其质红嫩者,皆属心经虚热……若舌红色柔嫩,望之似润而实燥干者,数行汗下,津液告竭也,病多不治。"从此语可以看出此类患者与西医所指的体内津液严重丢失导致的电解质紊乱的现象相似。虽曰不治,但随着医疗水平的提高,体外静脉通道的建立等技术可直接输液补充体内丢失的津液,挽救患者的性命,在今天看来已非不治、难治之证了。

第*3*天

胖、瘦舌

何为胖大舌、瘦薄舌呢？当碰到此类舌的时候是在向我们暗示体内发生了什么改变呢？让我们带着这一系列的问题去探寻此类舌的机理及其临床意义。

1. 胖大舌

舌体较正常舌大而厚，伸舌满口，称之为胖大舌。甚至舌体肿大不能回缩闭口者称之为肿胀舌。舌体胖大多主水湿内停、痰湿热毒上泛，多由气虚、阳虚、水液内停所致。

前面我们说过"肥人气虚多痰，瘦人血虚多火"，通俗一点来说就是肥胖的人体内往往痰湿比较重（痰湿属于阴邪，其性重浊，这也是为什么胖人不愿意运动的原因，此类体质的人往往会出现胖大舌）。而身材比较瘦小的人常常阴虚火旺（此身材瘦小不是天生的皮肤白皙柔弱，而是身体形瘦面色苍暗无光泽，此类体质的人往往会出现瘦小舌）。

（1）水湿内停：水湿内停多由肺、脾、肾三脏功能失司导致。肺为水之上源，主宣发肃降，肺气宣发推动体内津液向上向外运行，布散于体表。肃降使体内津液向下传递，最后下达膀胱，经过膀胱开合排出体外。若肺的宣发肃降功能失调，可导致体内津液异常停留，形成水湿。脾为燥土，主运化水谷，如运化失司，土不制水反被水淹，也可导致水湿内停。肾主水液代谢，若失其职亦可导致体内水湿泛滥。那么水湿浸渍为何导致舌体胖大呢？其实胖大舌的形成就像经水泡过的馒头一样会膨胀是一个道理。体内水湿停留导致的胖大舌有一个特点，就是胖大的舌面上有很多水液甚至反光（水滑舌），而且舌边多伴有齿痕，晨起时尤为明显。由于水湿内停导致的胖大舌往往非短时间内形成，所以水湿不除则胖大舌难以在短时间内消除。①水湿内停由气虚不能推动所致者应补气，使气盛能够推动水湿周流，水湿之邪自然而消。就像饮水机，如果在水桶上面制造一个可开关的孔，当打开水阀的时候打开这个孔，水会很快流走而不是咕咚咕咚的半天才能接一杯水了。而我们的目的恰恰就是使体内气血充足、气机周流，尽快促使这些体内异常停留的水湿排出体外。其实这就是所谓的"提壶揭盖"法。"提壶揭盖"的机理所在就是气行湿亦行，气滞湿亦停。②祛除水湿的方法还包括祛风胜湿，就像刚在屋内拖完地板后打开窗户使其快速干燥一个道理，但欲通风就必须懂得"欲求南风，需开北牖"的道理。③胖大舌由阳虚津液不化所致者，应温阳，就像大雾天气，湿气弥散，阳光普照，阴霾自然随之散去是一个道理。五苓散中的桂枝就如雾霾见烈日，应用于阳虚津不化气导致的水湿内停，效如桴鼓。

（2）痰湿热毒上泛：痰湿热毒上泛者，应清热、降气、化痰。水向低处流，痰湿本属阴邪，应像水一样下行才对，何以上行？原来是热邪载其上行所致。热毒载痰湿上泛，就像热气球能承载一定重量升空是一个道理。所以在治疗痰湿热毒上泛导致的疾病的时候首先应消除痰湿，使"湿不与热合，其势必孤矣"。其次降气，使其不载痰湿上泛，欲降气应先清热，因为气就像风一样属于无形的，而热极则能生风。热何以来？"金元四大家"之首刘河间曾说"六气皆从火化"，"五志过极皆可化火"。应查明其因，对证投药，比如因宿食积滞而生热者应先消导其食滞，待敌之资粮已焚，则热亦随之而去。现在好多父母，唯恐自己的心肝宝贝营养不良，连哄带骗地让孩子多吃肥甘厚味，如垃圾食品，而导致孩子宿食积滞，酿湿化热生痰，大便干结难下，热挟宿食痰热上攻导致咽喉肿痛，口舌生疮者不少见，当然这种情况不一定都会出现胖大舌。出现这种情况在治疗上就不应行气流湿、温阳化湿了，而应釜底抽薪，单纯清热无异于扬汤止沸。清代江苏有个名医叫杨栗山，写了一本书叫《伤寒瘟疫条辨》，在这本书中记载了一首方子叫"升降散"，方由大黄、姜黄、蝉蜕、僵蚕四药组成，在本方的基础上加减运用针对上述情况会收到很好的疗效，至今为很多临床医家所常用。

（3）某些药物、食物中毒：中毒会导致血液凝涩、络脉瘀滞，从而舌肿胀、胖大，此种原因导致的胖大舌其舌质往往青紫晦暗。曹炳章在《辨舌指南》一书中有关于过服汞剂致使舌体肿大的记载。另外，以酒为浆，嗜酒无度，酒毒上壅，亦可导致舌体肿胀，此原因导致的胖大肿胀舌其舌质多偏紫绛。

2. 瘦薄舌

顾名思义，舌体比正常舌瘦小而薄，即为瘦薄舌。舌体瘦薄多由气血阴液不足，不能够充盈舌体，舌失濡润所致。

（1）舌体瘦薄而色淡者多为气血两虚。何以说舌体瘦薄色淡属气血两虚？原来心开窍于舌，脾主肌肉，心主血，脾主肉，又为气血化生之源。若气血亏虚，无以上荣，舌体自然会出现瘦薄色淡。

（2）舌体瘦薄、而色红绛而干燥，甚至绛而不鲜，干枯为萎者，多为阴虚火旺或肝肾阴液枯涸。江南名医叶天士将此舌色形象地妙喻成"猪肝舌"。就好像被盐腌制的萝卜，经过一段时间脱水后，萝卜变小，表皮因此会出现很多褶皱。人亦如此，刚出生的婴儿皮肤细嫩，含水量比较多，所以有弹性，而老年人由于皮肤水分不足而会出现很多皱纹。所以体内气血阴液不足的人往往会出现瘦薄舌，此成因正好与胖大舌相反，彼由于舌体异常水液停留充盈舌体所致，此则为气血阴液不足以荣养其舌体所致。彼则属实，此则属虚。实则泻之，虚则补之，所以二者治疗大法亦异。俗话说："阳虚易补，阴亏难疗"、"补阴无速功"等等，都说明了一点：阴液亏虚非一朝一夕能补上来的！而瘦薄舌恰恰是由阴液亏损所致，所以在治疗阴虚导致的疾病或者改善此类体质不要寄希望于数日内就可把体内的阴液补上来，王道无近功，久服必有用！

第**4**天

点、刺舌

随着工作节奏的加快，社会压力的增大，人们的"火气"也变得越来越大了，表现为脾气大而且遇到一些不开心的事情后就特别容易心烦急躁，平时睡眠质量也不是太好，还经常做梦，容易出现口舌生疮等症状。这也是我们常说的"上火"。当这类人伸出舌头来时，舌尖或者舌边的位置一般是红红的，有的甚至在舌面上出现许多红星点点状突起。这些小红点究竟怎么回事？这就是我们接下来要了解的点、刺舌。

1. 点、刺舌

什么是点、刺舌呢？点与刺不同，所谓点，是指舌蕈状乳头增大，数目增多，乳头充血水肿，一般大的为星，称红星舌；小者为点，称红点舌。那么什么是刺呢？所谓刺，是指舌蕈状乳头增大并高突，形成尖峰，状如芒刺，点刺呈红色或黄黑色，摸之棘手，称为芒刺舌。点刺多见于舌尖，这主要是因为舌尖在脏腑配属中归于心，与心为阳脏主火主温煦有密切的联系。如果体内热邪十分亢盛的话，有时舌体会满布红点，就像熟透了的草莓的外表一样色红而突起，称之为"草莓舌"。

2. 舌面上点、刺出现的不同位置

出现了点、刺舌说明什么问题呢？点、刺舌的出现，常常说明体内脏腑热极，血分热盛。一般点刺越多，提示邪热愈甚。

（1）舌尖点刺，多为心火亢盛，此类患者常伴有心烦、容易口舌生疮、失眠多梦等热扰心神，后出现心神不安的一系列症状。针对此类患者，有个很好的小方子，那就是导赤散，方由生地黄、竹叶、木通、甘草梢四味药组成，用小剂量泡水喝，可以有效地起到防治的作用。药店有卖的黄连上清丸、牛黄清心丸等都能起到很好的疗效。

（2）舌中生点、刺，多为胃肠热盛，此类患者常常吃得很多，但也饿得很快，中医叫"多食易饥"，并且大便干结。在治疗上应该以养胃阴、清胃热为主。代表方清胃散。药店里的清胃黄连丸、牛黄清胃丸、一清颗粒都可以治疗此类疾病，另外，此类患者在饮食上应注意少吃一些辛辣的食物如酒、辣椒、烧烤等，多吃一些甘寒的食物如藕、冬瓜等，也能起到很好的辅助治疗作用。

（3）舌边生点刺多为肝胆火盛，此类患者常常脾气大，容易激动，情绪难以自控，有的还伴有失眠多梦、头昏脑胀、目赤耳鸣、口苦等症状。代表方龙胆泻肝丸、加味逍遥丸等，这两种成药在药店都可以买到。

3. 点刺舌兼舌苔

以上仅涉及舌点刺，没有谈到舌苔，而人作为一个有机的整体，病机不可能十分的单一。举个常见的例子，很多人舌周边红甚至有点刺，而舌中间覆盖着厚厚的舌苔，这就是比较典型的湿遏热伏，通俗一点讲就是湿作为有形的物质把热邪包裹起来了，使热不能很好地透发出来，就像炎热的夏天用冷水冲完澡后反而会感觉到周身冒火是一个道理。这种舌象在治疗的时候就不能单纯地清热了，应该在清热的时候兼顾祛湿，湿邪一去，热不能与之相结合，热自然很快就会消失了，中医称此为"湿去热孤"，代表方是三仁汤、甘露消毒丹等。此类人群在饮食上可适当地多食一些利湿清热的食物如苦瓜、丝瓜，熬粥时可放一些薏苡仁、赤小豆或者荷叶等。

4. 点刺舌主热

一般而言，舌红生芒刺多为气分热盛；点刺色鲜红，多为血分热盛，或阴虚火旺；点刺舌紫绛，为热入营血而气血瘀滞。简而言之，热根据其停留的位置分为在气分和血分，通常热邪主要停留在气分，严重者波及血分导致气血两燔。《温热论》中所说"卫之后方言气，营之后方言血"讲的就是这个意思。按三焦划分，热邪一般停留在中上焦，严重者可波及三焦，导致上中下三焦热邪均亢盛。这是火热的性质"火性炎上"所决定的。另外热邪作为阳邪，日久容易伤及人体阴液，出现热盛阴亏的现象。所以出现点刺舌应以顾护阴液作为重点来对待，清代名医吴鞠通在其自己的医案中曾记载诊疗此类患者。原文记载如下。

陈，十五岁，乙丑六月二十五日，病久阴伤已极，骨瘦如柴，又加卒然中暑，中热气，舌绛芒刺，唇干液涸，无怪乎痉厥神昏，十指蠕动，危险之至。以脉尚浮弦而芤，勉与一面大队填阴，兼咸以止厥法。先与紫雪丹二钱，凉水和服，共服六钱。白芍五钱，细生地三钱，犀角五钱，羚角三钱，麻仁二钱，炙甘草二钱，阿胶三钱，生鳖甲五钱，牡蛎五钱，浓煎，缓缓服。二十八日神识未清，间有谵语。炙甘草六钱，麦冬八钱（连心），真大生地八钱，生鳖甲五钱，阿胶三钱，麻仁三钱，犀角五钱，生白芍五钱，七月初一日，邪少虚多，用复脉已当，但舌上黑苔未化，宿粪未见，兼加润法。生白芍六钱，炙甘草四钱，麦冬六钱，真大生地八钱，阿胶三钱，麻仁五钱，犀角五钱，生鳖甲六钱，元参二两，煮成三杯，分三次服。初五日，服前药五帖，见宿粪碗许，黑苔已化，但神识尚未十厘清楚，用三甲复脉加犀角，即于三甲复脉汤内，加犀角四钱。初八日，神识仍未清楚，汤药照前，间服牛黄丸三丸。

案中患者陈某阴虚液涸出现动风，吴鞠通用滋阴息风止痉法数次调方，最终才使陈某化险为夷，转危为安。充分说明了顾护阴液的重要性。还有急性传染病者热邪鸱张，传变最快，舌刺唇焦，预后极差，在治疗上可借鉴吴又可邪伏膜原学说或余师愚清瘟败毒之意来减缓或防止疾病的传变。

舌生点刺说明体内热邪较盛，而五志（怒、喜、思、悲、恐）过极可化火，饮食过于肥甘厚味也可化热，所以保持良好的生活作息制度和饮食习惯能够有效地改善体内阳邪偏盛的内环境。

第5天

裂 纹 舌

裂纹舌，是指舌面上出现的各种形状的裂纹、裂沟，深浅不一，并且裂纹中无舌苔覆盖。裂纹既可见于全舌，亦可见于局部，其形状可呈"人""川""爻"等等不一，严重者可如脑回状、卵石状，或如刀割样、剪碎样改变。

以上是中医教科书对裂纹舌的描述。但裂纹舌究竟是由什么原因引起的呢？为何会在舌面上呈现纵横交错、状如沟渠的"自然景观"呢？出现了裂纹舌就一定是体内出现病变了吗？让我们带着这一系列的问题去了解裂纹舌的机理和所代表的临床意义。

裂纹舌的形成，简而言之，可用"干""湿"二字来概括其机理。

1. "干"致裂纹舌

干与湿相对而言，干具有津液缺乏、缺少水分的意思。我们生活的自然环境中，也需要干湿适中，自然环境过于干燥或过于湿润都会对人体造成不适，甚至导致疾病。比如连年大旱，大地因缺少水分滋润而干裂，会出现纵横交错的裂纹。人类生活在自然界中，其生活作息规律等等都受到自然界的影响，人类法于阴阳，和与阴阳，最终达到人与自然和谐共处的局面。这就是所谓的"天人相应"的观点。根据这一规律，假如我们生活的环境中水分缺少了，那么人也必定受到影响会相应地出现津液缺乏的情况。例如，秋冬季节，由于阳气开始收藏，津液亦出现内敛，所以自然界出现天干地燥的同时人们也会相应地出现皮肤干燥，甚至手足皲裂的情况。金元时期，"金元四大家"之首刘河间提出著名的"诸涩枯涸，干劲皴揭，皆属于燥"就与此有关，可以说弥补了《内经》中对燥的病机阐述的空白。大地缺少水分会出现裂纹，人也会如此。如果体内邪热大盛，煎熬阴液，导致阴液大伤，或者素体阴虚液亏，阴液不能上荣，舌体失于濡养，也可导致舌质红绛而有裂纹。如果血虚，血液不能上行濡养舌体同样会出现裂纹舌，此裂纹舌舌质往往色淡。无论是血虚还是阴液亏虚导致的裂纹舌，都有一个共同的特点，那就是舌面上津液少。其中纹少纹浅者，往往病情也轻浅。纹多纹深者，往往提示病情亦重。在望舌诊时，不能只看舌苔或者舌质舌形，应结合起来综合分析，裂纹舌亦是如此，如果单纯的舌红少津、舌有裂纹就提示阴伤，可直接养阴生津。如果舌红赤苔厚腻而有裂纹者，往往提示脏腑实热伴有阴伤，这时就不应再直接补阴了，因为舌质舌体反映了体内气血津液的盛衰，反映着正气的强弱，而舌苔反映着有形之邪气的盛衰。舌苔若厚腻，即使舌红绛有裂纹，也不可单纯补阴，应急下存阴（如大承气汤证），或者攻补兼施（如增液承气汤证）。这种舌象在日常生活中并不少见。例如，许多中风后的患者，半身不遂，语言謇涩，痰声辘辘，大便干结难下，其舌象往往是舌红苔黄厚腻而干，甚至舌焦干裂。对于此证，前些年热播的电视剧《神医喜来乐》中喜来乐对太医王天和中风后病机的描述算是相当精辟了。喜来乐说："王太医的这病是痰火素盛，清窍失灵，现在是痰火煎熬肾水，致使虚者更虚，实者益实，不但清窍瘀阻，且肾水已竭，补虚则助实，泄实则伤正，虚虚实实，攻补两难也"。根据喜来乐对王天和病机的描述，无疑就是阴虚腑实、风痰上扰证。无独有偶，清代温病大家王孟英就曾诊治过此类患者，下面让我们看看其原文。

郑芝塘妻母年逾花甲，仲春患右手足不遂，舌謇不语，面赤便秘，医予疏风不效。延诊孟英，右洪滑，左弦数，为阳明腑实之候。书石菖蒲、胆星、知母、花粉、枳实、蒌仁、秦艽、旋覆、麻仁、竹沥为方。盖古人中脏宜下之"脏"字。乃"腑"字之讹。柯韵伯云："读书无眼，病患无命。"书方未服，延至二旬，苔裂舌绛，米饮不沾，腹胀息粗，阴津欲竭，非急下不可，即以前方加大黄四钱绞汁服，连下黑矢五次，舌謇顿减，渐啜稀糜。乃去大黄，加西洋参、生地、麦冬、丹皮、薄荷，服五剂，复更衣，语言乃清。专用甘凉，充津涤热。又旬日，舌色始淡，纳谷如常。改以滋阴，渐收全绩。

孟河医家丁甘仁在其医案中也有相关类似医案记载，只是未明言苔裂舌绛罢了，在此就不一一赘述了。

2. "湿"致裂纹舌

以上我们谈到的是由"干"引起的裂纹舌。接下来让我们了解一下由"湿"引起的裂纹舌。湿属于阴，本能滋养濡润，何以导致裂纹舌呢？说到这，就涉及中医所说的太过与不及了。中医无论治病还是养生都讲究"阴平阳秘"。通俗一点讲就是使阴和阳达到一个动态的平衡状态，换句话也就是不偏不倚。如果太过那就会打破平衡，导致偏颇出现疾病。而中医治疗疾病也恰恰利用这个原理以偏纠偏，最终使机体恢复到原有的阴阳平衡的状态。比如连年洪涝，平坦的地面会因洪水的不断冲刷而形成许多纵横交错的沟渠。同样，如果体内脏腑功能失调，水液运化失常，导致体内水液异常停留，也会出现状如沟渠的裂纹舌。最常见的一种证型就是脾虚湿盛证了。脾失健运，湿邪内侵，精微不能濡养舌体反被湿浸，则会出现裂纹舌。由于过"湿"引起的裂纹舌也具有一定的特点，就是舌质淡，舌体往往胖大且舌边常兼有齿痕，舌面津液很多甚至伸舌欲滴。出现这种由于脾虚湿盛导致的裂纹舌，在治疗上给我们的提示往往也就不言而喻了。首先，应疏通渠道以排水，消除其致病因素。其次，应培土制水，与日常所说的"兵来将挡，水来土掩"是一个道理。如果是单纯的脾虚湿盛，可用这种方法来治疗。如果兼有肾阳不足，就不应再单纯的培土制水了，恐其堤高水涨，一旦水漫肺之高原，将会一发不可收拾。应酌情添加温肾利水之品，开支河，缓其水急，冀图收功。清代名医陆以湉在其《冷庐医话》中就曾记载程杏轩治一农人因过服寒凉之药出现裂纹舌的记录。

程杏轩治一农人患伤寒数日，寒热交作，自汗如雨，脉虚神倦，舌苔白滑，分开两歧（此即是裂纹舌），宛如刀划，询知误服凉药，与六味回阳饮，服之有效，断进左右二归饮数剂，舌苔渐退而安。

以上按语阐明了因过服寒凉伤及阳气，不能运化水湿，水湿浸渍可出现裂纹舌，同时也说明了"湿"邪可以导致裂纹舌。

3. 正常人也有裂纹舌

当然，也并不是出现裂纹舌就代表着体内一定有病变。在健康人中，也有少部分人舌面上有裂纹，但没有不适的症状，称之为先天性裂纹舌，不作为病态对待。

第**6**天

齿 痕 舌

齿痕舌非常常见，齿痕舌的出现说明了什么问题呢？如何减缓或者消除齿痕舌呢？

顾名思义，与牙齿相邻接的舌周边有齿印的舌象称之为齿痕舌。齿痕舌多晨起时显著，严重者则不分昼夜，伸舌即能观察到。是什么原因导致的齿痕舌呢？我们还是运用打比方（中医术语称为"取象比类"）的形式来解释一下齿痕舌的成因吧。齿痕舌的形成如油入面、难分难解，按之会凹陷不起，触之会保持其改变的形态。一般而言，健康的舌体不会出现齿痕舌，但是舌体一旦被水湿浸渍，舌体会随之胖大，周边牙齿的存在束缚了胖大的舌体，因而会留下齿痕而形成齿痕舌。

齿痕舌的出现多数是体内水湿的运化出现了问题，导致体内水湿的异常停留。那么水湿从何而来呢？

1. 齿痕舌人的体质

首先让我们先看一下体质因素吧，当今社会，物质生活水平提高，加之百姓"无肉不欢"的观念深入人心，伴随而来的结果也很明显——肥胖的人也越来越多。而肥人恰恰体内痰湿比较多，齿痕舌也就不足为怪了。值得注意的是并不是所有的胖人都有痰湿，其实肥胖也分种类，比如有些人肥胖但是肉实，用手去捏提都提不上来（腠理紧凑），有些地方称之为"石胖子"；有些人胖但肉松软，用手一捏，能提很长（腠理疏松），有些地方称之为"水胖子""虚胖子"等。后者往往是痰湿体质，此类人群往往容易汗出、疲乏、嗜睡等现象，易出现齿痕舌。

2. 齿痕舌的病机

（1）肺为水之上源，如果肺失宣肃，不能通调水道，可导致水湿内停，出现齿痕舌，此类患者往往伴有肺系疾病的症状，如咳嗽、憋喘等。

（2）脾为水谷运化之枢纽，如果运化不及，水湿内停中焦，也可出现齿痕舌，此类患者往往伴有消化系统的症状，如纳差、便溏等。

（3）肾为水液之关闸，如果开合失职，可出现齿痕舌，此类患者往往伴有尿少、水肿等症状。

（4）肝郁气滞的患者也可出现齿痕舌。这部分患者常常容易烦躁，女性尤其是月经前后更加明显，常伴随乳房胀痛等症状。近代名医秦伯未在《中医临证备要》中曾提及："舌边缘凹凸不齐如锯齿状，为肝脏气血郁滞。"

（5）气血两亏也可导致齿痕舌。其机理大概是气虚无力推动血液濡养舌体，血液运行迟缓，牙齿与舌体相接触，无力推动舌体气血及时周流所致，就同流量较小的溪流即使碰到小的障碍物也会影响其周流是一个道理。在《中医诊断学》中就明确提出："舌体不胖而边有齿痕，兼舌质淡嫩者，多属气血两虚。"

（6）血不利则为水，体内血瘀或者血虚比较严重也可出现齿痕舌。

国医大师张学文就曾诊治一女性腹胀患者，56 岁，自觉腹部有一团块状物体，有撑胀、下坠感，并伴两侧胸部憋胀，每次发作持续数小时，发作后胸部憋胀感消失，但觉胸部酸痛，唇暗，舌质暗，有齿痕，苔黄厚腻，脉沉滑。辨证为气滞血瘀痰阻，治以丹参饮加减 10 剂，诸症悉减，齿痕也减轻，效果显著。

3. 齿痕舌伴见症状

同为齿痕舌，如何辨别其代表的临床意义呢？除了刚才在上一段落谈及的从伴有的兼症上可以区分外，直接从舌上也能提供给我们很多信息。刚才咱们也了解到湿邪是齿痕舌的罪魁祸首。但是有形之湿邪也分寒湿、湿热。接下来举个例子也许更能说明问题。湿虽为阴邪，但属墙头草，有两边倒的倾向，也就是易随着大环境的改变而改变。若体内阳邪亢盛或者阳热体质的话，湿邪就容易化热，出现湿热；同样，如果体内寒邪亢盛或者虚寒体质的话湿邪就容易寒化形成寒湿。就像热水会沸腾，凉水会结冰，水还是那个水，只是受到了外环境的影响而出现了相应的变化罢了。而水湿的根本属性没有改变。寒湿、湿热均可导致齿痕舌，如何从舌上区分呢？咱们一个一个的去分析，首先了解体内寒湿形成的齿痕舌的形态。体内寒湿的患者，一般在齿痕舌的基础上，常常舌色比较淡，舌苔白腻，舌面上津液也比较多。而体内湿热的患者，一般在齿痕舌的基础上，常常舌色比较红，舌苔黄厚腻，舌面上津液可多可少，视体内热邪轻重而定。热重湿轻者舌面津液少，湿重热轻者舌面津液比较多。还有一种情况，体内湿热，如果过食冷饮或服药寒凉过度，导致湿热未去，体内阳气已伤，则更易出现舌淡、苔黄腻、津液多且伴有舌边齿痕。除了从舌上可大致判断病情外，配合患者的自我感受也非常有必要。例如，有些痰湿较重的患者走路时往往感觉脚步比较沉重，就像灌了铅一样；有些患者则大便不成形，就像鸭粪一样；有些则痰多易咯，种种症状不胜枚举。总之，齿痕舌所伴有的症状大部分都具备一个特点，那就是湿邪为患的致病特征。

4. "齿痕舌"的养生调护

出现了齿痕舌，如何减轻或者使其消失呢？最好的办法就是知道自己属于何种证型，然后再做到有的放矢，方为上策。根据上面所涉及的证型，可通过食疗或者其他方法改善病情，而齿痕舌的轻重也恰恰是作为衡量疗效的指标之一。如果痰湿比较盛，形体比较肥胖，可通过加强运动量，少食肥甘厚味的食物（如肉类、烧烤、膨化食品等）来减轻或者预防齿痕舌的发生。如果是脾虚湿盛，可以常熬一些薏米芡实粥，少食一些生冷油腻之品来减缓或预防齿痕舌的发生或发展。如果属于湿热体质，可适当多摄食一些丝瓜、冬瓜、藕、芹菜等甘寒性凉之品但同时需注意，尽量少食生冷之品，或苦寒之品，以防湿热未去，阳气已伤，使体内湿邪祛除更加困难。如果肝气郁滞，尽量不要生气，可适当泡一些玫瑰花、佛手花代茶饮疏肝理气。

总之，保持一个良好的生活习惯，有助于减少体内水湿蕴结的产生，也有助于齿痕舌的减轻或消失。

第7天
舌形与养生

"上古之人，其知道者，法于阴阳，和于术数，食饮有节，起居有常，不妄作劳，故能形与神俱，而尽终其天年，度百岁乃去。今时之人不然也，以酒为浆，以妄为常，醉以入房，以欲竭其精，以耗散其真。不知持满，不时御神，务快其心，逆于生乐，起居无节，故半百而衰也。

——《素问·上古天真论》

该段的大体意思是上古时期的人，遵守天道，饮食有节制，起居有规律，善于养生，所以寿命很长。而现在的人由于不良的饮食方式和生活作息制度等导致早衰短寿。说到这，就涉及养生的东西了，养生可以说是时下比较热门的一个话题，但养生之道并非人人了解。我们所了解的可能仅是大概的、模糊的概念。就拿饮食养生来说吧，它不仅指我们所熟悉的一日三餐、饮食七成饱等，还包括如何根据个人体质的差异来合理地摄取相应的食物等。养生是个大话题，今天我们所要了解的是通过辨析舌形来分析体质和疾病，并根据舌形的改变指导养生。

下面我们根据前几天所学的有关舌形的知识接下来一一做出分析，并大体了解每种舌形的养生原则。

1. 荣、枯舌

荣舌不必多说，反映体内阴阳处于相对的平衡状态，饮食起居上规律、有节即可。

我们重点说一下枯舌，枯舌说明体内阴液匮乏，严重者甚至舌绛干枯而萎，多为肝肾阴竭，在积极治疗原发病的同时，配合适当的养生对疾病的恢复和生活质量的提高有很大的帮助。在饮食上应多食一些甘寒生津多汁之品，比如藕、芹菜、梨、甘蔗等，肉类中鸭肉咸寒滋补不助热可以说是阴虚体质所食肉类中的佳品。海产品类，如海虹（中医称为"淡菜"）也是滋阴补液的佳品，江南名医叶天士在治疗虚劳性疾病属阴亏者常用此品。另外海参、鲍鱼、鳖肉均是滋补佳品，有条件的话可以摄食一些。其中海参的运动以蠕动为主，人体大肠也是以蠕动的方式推动大便前行，所以老年便秘由阴亏所致者尤为适合。以上补品比较贵重，其价格远超过其物品本身的价值，即使条件许可，也大不必刻意地花费重金消费在此类物品上，其他便宜的药品完全可替代其功效。枯舌由阴亏所致者，应少食一些辛辣炙烤性温的物品，比如羊肉串、鸡肉、酒、辣椒、韭菜、蒜黄、橘子等。还应尽量保持睡眠充足，少熬夜，因为熬夜煎熬阴液，就像点燃的油灯耗油一个道理。如果睡眠质量差，还可以在煲粥的时候放一些百合养阴生津、宁心安神。如果枯舌由气血亏虚引起，在不伴有腹胀且舌苔不厚腻的情况下，可常吃一些阿胶、大枣补血，熬粥时可在粥里适当地放一些黄芪、当归、大枣等益气养血之品。

2. 老、嫩舌

苍老舌多见于实证、热证。此类舌象多见于中老年患者，多由热盛灼津所致。在情志方面，有些患者常肝火旺，情绪暴躁，此类人群应注意调节情志，避免生气，防止"五志过极化火"。舌苍老而干者，多是热盛津伤，在饮食上可适当多食一些甘寒生津的物品，王孟英的"雪羹汤"可以说最合适不过了。雪羹汤由荸荠和海蜇组成，可将荸荠和海蜇各取 2 两洗净后放在高压锅里熬成粥状，每次可服数汤匙，坚持一段时间后对由热盛津伤导致的苍老舌有一定的疗效。苍老舌的患者还应少食大辛大热的物品，如羊肉、红辣椒、大蒜等。另外肥腻的食物容易酿湿、生痰、化热，尽量少吃，可适当地吃一些性凉的食物如冬瓜、西葫、黄瓜、苦瓜、藕等，归纳起来就是少食油腻，多食清淡。

嫩舌多主虚证，由气血不足导致者可适当地吃一些补血的东西，如桂圆肉、花生（衣）、大枣等物品，此外脾胃为气血生化之源，多食一些富含营养且易消化吸收的食物有助于气血的化生。舌体浮胖娇嫩者多为阳虚不化、津液内停，此类患者宜少食生冷物品，做菜少放盐，也就是现在倡导的低钠饮食。另外应加强体育锻炼，使体内气机运行，促水湿顺利排出体外。

3. 胖、瘦舌

胖大舌多主水湿内停、痰湿热毒上泛。水湿内停所致的胖大舌，在养生方面，应以消除体内水湿为主要任务。多参加体育运动能促进湿邪的运化，有助于湿邪的排出。在饮食方面，夏季湿邪容易困顿脾胃，可适当摄食一些芳香化湿的食物，如芫荽、鲜藿香叶（炖鱼时酌情放入，使味道鲜美，同时还能化湿）。平时可熬一些山药薏米红小豆粥，每天坚持喝上一碗，时间长了能够有效地起到健脾利湿的作用。胖大舌由痰湿热毒上泛所致者，如果有嗜酒的习惯，一定要戒酒或者尽量少饮酒，因为酒能化热且能载痰湿上行。此类患者应少食一些辛热助阳的食物如羊肉、狗肉等。另外，长时间服用某些药物也可出现舌肿胀。

瘦薄舌多是气血两虚的表现，所以此类舌的患者常容易出现气虚的症状如乏力、气短等，以及血虚血不养神的症状如失眠、烦躁等。中医讲"劳则气耗"，此类以气虚为主的患者往往也在体力劳动后症状比较明显，所以瘦薄舌因乏力气短而致的患者应避免过度劳累。平时在饮食上可适当多吃一些健脾益气的食物，比如山药、茯苓饼等。气虚本身就容易导致脾失健运出现腹胀纳差的现象，所以应少食一些生凉油腻不容易消化的食物。另外土虚容易导致木乘，所以保持愉悦的心情也显得十分重要。由血虚为主导致的瘦薄舌主要表现为失眠、烦躁等。如果平素具有这些症状且舌形瘦小，在情志上应学会怡情易性、豁达，避免生气，另外适当吃一些补血之品。阿胶是最好的补血品了，药店或者超市都有卖的，一般进补的话最好选择在秋冬季节，将阿胶做成阿胶膏或者阿胶糕不会有腥味，吃起来口感也会好些。因为春夏季节天气炎热，"苦夏"的症状比较明显，本身就不想吃饭，再吃一些滋腻的东西更会加重脾胃的负担。还应当注意的是阿胶性温，吃多了容易出现"上火"的表现，如果瘦薄舌舌红苔黄的话就不太适合吃阿胶了。中医有句名言是"斑出热不解者，胃津亡也，主以甘寒。"讲的就是此类情况，甘寒的食物最好莫过于藕、荸荠了，可以将它们洗净后榨汁饮用。其他的也有很多性甘寒的食物，在上面我们已经提过，就不再重述了。

4. 点、刺舌

出现了点刺舌，说明体内热邪比较亢盛。而"热者寒之"，在养生方面也提醒我们去热就凉。主要从饮食和日常生活习惯上来调整，以纠正热邪比较旺盛的局面。首先在饮食上不要吃热性的食物，如洋葱、大蒜、韭菜、辣椒等，这些食物食用后常常加重体内热邪，而应多食一些性凉的食物，黄瓜、苦瓜等。另外煎炸油腻的也少食用。值得提醒的是即使舌生点刺也不要过吃寒凉，尤其是在炎热的夏天过食生冷、过饮冰镇饮料、吹空调等，反而容易导致热邪内闭，不能很好地透发，出现"冰伏"的现象。

5. 裂纹舌与齿痕舌

裂纹舌由"干"引起的话，我们在生活和饮食上应处处顾护津液，生活中尽量不要熬夜，避免房劳过度。饮食上多食一些含汁液比较丰富的食物，少食一些辛燥的食物，还有一些干果比如炒熟的花生等过食的话都能导致津伤加重裂纹舌。以上所列只是生活中的一些小细节，目的是告诉大家裂纹舌由津伤导致者应处处保护津液。

裂纹舌和齿痕舌都可由脾虚湿浸导致。由脾虚湿浸导致者，其养生的原则和胖大舌由水湿内停导致者相似。其宗旨都是以健脾利湿为核心，在此就不一一赘述了。

总之，养生不是一时的，应根据自己的体质和身体状况通过制定一个良好的生活作息制度，才有助于我们身体的健康。不要只是期望吃药来改变身体的不适，因为"正气存内，邪不可干"，而正气的存内与良好的生活作息制度是分不开的，这种良好的生活作息制度其实就是养生的法则。

辨析舌态

舌态,即是舌体的动态。舌体运动灵活,伸缩自如,即为正常舌态,为阴阳调和之象。而痿软舌、强硬舌、歪斜舌、颤动舌、吐弄舌、短缩舌则为病态的舌态。

第1天

痿 软 舌

人体任何部位都可以出现痿软的现象，疾病如重症肌无力，生理现象如干活多了，第二天胳膊酸，没有力气。虽然这些痿软各有原因，但肌肉中的筋脉失养而废弛是其根本。中医学看待一项事物，除了看事物表现在外的"形"，还要感受领会事物里面的"神"。就像一双手，给你的第一印象就是一双手的外形，如胖瘦、黑白、长短，这就是形，但这双手并不是只有形，它还蕴藏着无形的东西，这双手能提起10斤的西瓜，能灵活舞动，这就是形中蕴藏着的力量，就是"神"。

1. 痿软舌的形、神

同样对于痿软舌，我们也应该从形神两方面来看。从形上讲，痿，即枯萎，变得瘦小、干瘪、不饱满了。舌头的痿，应该是比从前的要瘦小、不饱满，如果是因为伤阴伤津液造成的，就像苹果放的时间长了脱水，会有皱褶一样，舌头也可以表现出脱水的感觉。前面裂纹舌讲过，当伤阴津液不足时，会有裂纹，就像大地干涸出现裂缝一样，而这里的痿软舌与裂纹舌有何区别呢？其实裂纹舌的裂纹部位多是有临床意义的，一个中医大夫不会只看到一个裂纹舌就轻易下阴虚的诊断的，前面讲过舌头的分部，不同的部位对应不同的脏腑，所以裂纹出现的位置，多是提醒所在的脏腑，或者上、中、下三焦之中有津伤，这样才能更细致明确诊断，治疗也更有针对性。而伤津造成的痿软舌，更重要的是要抓整体，强调的是身体整体的气血津液大伤，多是重证、虚证。它们的区别，如果用苹果类比的话，裂纹舌象就像是放在暖气片上烤一晚，一面饱满、一面变皱的苹果，而痿软舌就是一个放了好久、整个都干瘪了的苹果。

我们这章讲的是舌态，本身舌态就比较侧重于"神"的层面，所以痿软舌更重要的是"神"层面的意义。舌体痿废不灵，无力伸缩，软瘫于口腔内，称为痿软舌。这是一种没有力量，没有生气的状态。我们知道，舌头的运动是靠筋脉的伸缩完成的，看过皮影戏的人都知道，之所以皮影会动起来，是因为艺人通过竹棍操纵皮影，皮影才能动得活灵活现。舌头也是这样，动不起来，原因在于气血不足，或者津液亏虚、肾阴不足等，导致筋脉失养，筋脉的收缩功能不能正常发挥造成的。筋脉没有力量伸缩，就像人不喜欢运动，给别人一种懒洋洋的感觉，如同人们常说的"你怎么懒洋洋的没有精神？"所以这种痿软舌给人的感觉，就是舌头的气力不足，无力伸出来，或者伸得很慢。这就是痿软舌的神，是一种神不足、无力的表现。

2. 痿软舌常见病证

正常人有时也整天懒洋洋的，感觉胳膊腿乏力，但是很少同时出现舌头也懒洋洋、无力的情况。因为四肢为脾所主，四肢无力，多是因为脾气不足，脾胃是人体的粮仓——"仓廪之官"，如果粮库的粮食不足了，闹灾荒了，这个国家未必就会灭亡。但舌头就不一样了，舌为心之苗，心气通于舌，心主神明，所以舌的运动又与心神有密切的关系。在中医的认识中，把心放在最高地位，"心为君主之官，神明出焉"。所以当舌头都懒洋洋的了，这说明心神不足，君主之官的地位受到威胁，就像一个国家，君主面临危机，国家的安危，社会的安定，岂能保全？所以当出现痿软舌的时候，一种见于一些慢性消耗性疾病，如晚期肝硬化、肾功能衰竭、心力衰竭、晚期癌症等疾病，或者肾阴亏竭的老年人，人身整体的气血津液大亏，没有办法滋养舌体，充养心神，伸出的舌头形、神都不足，就可以出现痿软舌。我们继续拿苹果来举例，这就好比一个从树上摘下来，放了好久的苹果，从最开始的水灵有光泽、饱满，慢慢脱水，变得干瘦，没有光泽。另一种是见于一些急性热病的后期，如流行性脑膜炎、乙型脑炎、暴发性肝炎、急性肝炎，这些病往往来得很快很凶猛，短时间内即可造成人体大量气血津液的紊乱和丢失，就像一个刚摘下来水灵灵的苹果，正常环境下当然很好，但如果放到开水里烫一烫，或者煮一煮，短时间内这个苹果就不是以前的样子了。

还有一种情况，西医讲舌的运动是靠神经系统支配的，如果神经发育不良或者神经受到损伤，舌头就接受不到大脑发来的讯号，就可以出现舌头反应不灵敏。滋养舌头的不仅是血管里的血液，神经同样对舌起到滋养作用。就像我们牙坏了，牙医说你的牙神经已经腐烂了，必须把牙神经抽掉，这样牙也就不疼了，可很多人从那以后，这颗牙就跟别的牙不一样了，色泽变暗，咬东西也没力气，而且随着人慢慢衰老，这颗牙明显衰老得很快，可能很早就掉了。但是想想，牙医只是把神经切掉了，牙龈牙根的血液都在的啊，牙齿为什么就掉了呢？这是因为牙不仅仅是靠血液滋养，神经同样可以提供一些血液里没有的物质来滋养牙齿，所以当把神经拔掉后，这颗牙就明显比其他牙齿脆弱。舌头亦是如此，神经损伤后，舌头的血脉虽然能正常运行，供给舌养分，但舌缺少神经的滋养，自然也是营养不足。类似如果中风后一侧肢体不受神经控制，经常不活动，肌肉就会萎缩一样。舌头如果缺少神经的控制，也会由于经常得不到运动，慢慢萎缩，也可以称之为"用进废退"吧。

第2天

强 硬 舌

强硬，顾名思义就是"强直，欠柔和"。大家看到春天的柳条，随风摇曳、灵动，可以随意卷曲成各种形状，人的舌态亦应如此。舌头运动灵活自如，语言清晰，这反映了舌的筋脉能在心神的调控下正确完成伸缩动作。而强硬舌就是舌失柔和，屈伸不利，或不能转动，板硬强直。

1. 伤阴导致强硬舌

大家都有个常识，新鲜的东西，比如橘子、蛋糕，甚至是一根刚从树上折下来的树条，都是软的、有弹性的、有韧性的，但如果放的时间长点，橘子皮会变硬、变干，蛋糕会变硬，树条一弯就断，这是由于脱水的缘故。还有像粉条、木耳这类东西，用水泡段时间，水分被吸收进去，就会变软，有弹性了。联系到舌头，中医上讲肝主筋，肝属木，属性为木的筋，更喜欢从根部吸收水分来营养枝叶，即"水生木"，而如果天气干燥，甚至放到热处被太阳烧灼的话，树木就会枯死。舌的筋脉亦是如此。如果某种原因导致身体整体或者局部缺水，木就不能从根下及时吸收水分，舌的筋脉就会像干枯的树条一样，失去韧性，而表现为强硬舌，舌失柔和，屈伸不利，或不能转动，板硬强直。

因水分不足造成的强硬舌，多见于一些瘟疫、热病，症状有高烧不退、大汗出，在古代这种情况很棘手，全球很多国家都曾爆发鼠疫等烈性瘟疫，有的甚至造成灭国之灾。中国古代也曾爆发过多次大的瘟疫，那时候没有补液的办法，很多病人如果不能及时辨证治疗，不能及时退热的话，高烧几天后就会出现伤津的表现，人脱水干枯，舌头就会出现强硬舌。现在有了补液措施，即使是热病，也很少出现高热伤津的强硬舌了。

2. 痰浊阻滞导致强硬舌

再举一个例子，以前晾衣服，通常会在两棵树之间拉根铁丝来固定，时间长了，往往就会出现树皮被切断，铁丝深陷到树里，我们知道树皮上的筛管是运送营养的管道，一旦断了，营养就不能及时供应到树枝上面，树就长不好。这个例子告诉我们，影响树木生长的不仅有阳光、水分、土壤，还有个很重要的因素就是营养的运输管道是否通畅。所谓"要想富先修路"，道路通畅了，沟通顺畅了，大家才能都富起来。联系到人体，要想滋养舌下的筋脉，除了有足够的水分和营养外，很重要的一点是这些营养能及时顺畅地运送到目的地，所以道路是否通畅很关键。试想一个气血旺盛且营养输布通畅的小孩，其营养运输道路就像是高速公路，车子可以放胆子开；而肥胖人群等处于中风危险行列的人，其营养运输路线可能就是泥泞的小路了，说不定还要翻山越岭，运输速度自然是没法比的。后者就是因为体内的痰浊太多，堵在经络上，增加气血运行的阻碍和压力，影响气血正常的运行。正常人的舌头，如果10秒钟就可以完成一次代谢交换，把新鲜营养带来，把垃圾带走，可能肥胖的人就得30秒甚至更久才能完成一次。这会造成什么呢？就像把手绑起来，过一阵松开，第一感觉就是手麻，得等会儿才有知觉，还有活动也不灵活了，得甩甩手，等局部气血通畅了，手才能灵活。再联系到舌头，如果舌头强硬，舌体胖大而且舌苔比较厚腻，就得考虑可能是体内的痰浊垃圾阻滞了经络的运行，导致舌体的筋脉的气血运行不畅，筋脉失养，变得板直僵硬。

这种情况是很有诊断意义的。舌头是心窍所在，其感知心神情况的灵敏度是很高的，而且舌能调节发音，如果中年老人突然觉得自己说话说不清楚，舌头翻转不灵活，同时还伴有比如肢体麻木、不灵活的情况，就要警惕中风了。这类中风多是由于体内痰浊太多，堵在"路上"造成交通不便，最开始气血还比较足，能够越过这些障碍，勉强维持正常的代谢工作，但毕竟垃圾不清除，时间长了增加了运输负担，身体开始超负荷工作，这时候，气血载着营养艰难前行，实在走不动了就只能卸下点行李来，虽然量减少了，但勉强够用，而这些卸下来的营养没有用武之地，自己又不能凭空消失，就只能加入痰浊垃圾的行列，这样好端端的变宝为废。而输送的营养物质，一是不及时了，二是量也少了，这个部位就经常处于缺衣少粮的状态，干起活儿来也不积极，就表现为局部不够灵活、麻木感。正是这种恶性循环，最终有一天，运输队卡在某个关卡上了，因为实在是没有力气，堵得太严重了，没有路可走了，而靠这条运输队供给的部门就得"关门倒闭"了，于是中风就来了，身体一侧没有知觉，不听使唤了。半身不遂、口眼㖞斜，这些都是局部失用的表现。这时如果能尽早观察到前期隐性的问题，比如舌头的运动没有以前灵活了，可能突然感觉控制不了它了，舌苔也是厚腻的，手也有点麻木了，这些征兆作为人体的安全警报应及时的处理。

3. 强硬舌可在正常人中短暂出现

其实强硬舌在正常人中也是可以见到的。很多坐过长途车的人都有这种体会，如果你在火车上除了睡觉就是漫长的等待，那时候胃不蠕动，也没有胃口，如果也不说话，当你突然想说话或者吃饭时，舌头就跟不听使唤似的，你得先活动一下，它才能慢慢恢复过来。当然气血流通过来就好了，这是一种正常反应，只是一时性的，不能作为病态来看。

第*3*天
歪 斜 舌

歪斜舌，顾名思义，就是伸舌时舌体偏向一侧，或左或右。歪斜舌在生活中是比较常见的。如老人中风后常见一侧身体活动不利索，说话也不清楚，两边脸颊不对称，一侧鼻唇沟变浅，让他伸舌头，可能舌头是偏向一侧的，而且他不是故意偏的，别人看着舌头是偏的，但他自己不觉。这就是歪斜舌。

1. 歪斜舌病因

西医认为歪斜舌常见于中风，即脑血管意外，或者是局部性疾病，即舌下神经受压迫损伤或面神经麻痹等引起。但无论是哪种原因，总归是支配舌肌运动的神经出现问题，舌肌无法及时正确接收到信号，进而无法进行正常的伸缩活动，所以伸舌的时候，由于一侧舌肌麻痹、无法运动，而另一侧舌肌接收到信号，就可以牵引舌伸出，表现出来的就是舌头往舌肌麻痹的一侧偏。同时还可以伴有流涎、语言不清等。

《辨舌指南》说："若色紫红势急，由肝风发痉，宜熄风镇痉，色淡红势缓者，由中风偏枯；若舌偏歪语謇，口眼歪斜，半身不遂者，偏风也。"中风的理论也是随着中医的发展不断完善的，我们抛开复杂的分类，单从字面上理解，"风"善行而数变，带风字的病多有一些类似风的共性，比如起病急骤、病情变化较快或者涉及多个部位，病位游走不确定等。所以中风有起病急骤，变化迅速，见症多端等特点，让人猝不及防。如脑血管意外，人突然昏倒，不省人事，这便符合风的性质；如面瘫，劳累后第二天洗脸，发现脸歪了，嘴角歪了，有的伸舌头也是歪的，这也是风的表现。所以中医的中风并不完全对应脑血管病。中风就是各种原因造成的气血逆乱，肝风内动、夹痰或夹瘀，痰瘀阻滞一侧经络；由于经络阻滞，气血运行障碍，加以之前身体本身的正气不足、气血虚弱，以致舌的筋脉失养，弛缓，收缩无力，痿废不用，所以伸舌时舌会偏向一侧。

2. 警惕歪斜舌

脑血管疾病是老年人的一大杀手，老年人如果能识别身体早期发出的信号，了解中风的先兆症状，就可以及早通过药物、饮食控制、情志调节等方式来改善这种失调的状态，减少危险因素，降低发病率。大量临床经验证明只有极少数病人在中风之前没有任何征兆，绝大多数病人都有以脑部瞬间缺血的早期表现。其中歪斜舌就可以看作是中风先兆的症状。短暂性脑缺血发作，常见症状之一是突然说话不灵或吐字不清，甚至失语，但持续时间短，最长不超过 24 小时，可反复发作，应引起重视。还有原因不明的口角歪斜、口齿不清或伸舌偏斜都要注意。因为中医上讲"舌为心之苗"，而心主血脉，故舌能很灵敏地反映机体气血的情况。如果舌头不灵活了，即使是短暂的，也反映在这短暂的时间内，人的气血是紊乱的，这就应引起足够的重视，防微杜渐。观察舌态，这也是神经内科用来诊断病人颅脑内病变的手段之一。此外，还有像反复出现瞬间眩晕，突然自觉头晕目眩，视物旋转，几秒钟后便恢复常态；或者突然肢体麻木，单眼突然发黑，看不见东西，几秒钟或几十秒钟后便完全恢复正常；不明原因的跌跤；甚至是无疲倦、睡眠不足等原因，而出现连续的打哈欠等，这些都可以是因为脑血管短暂供血不足，身体一过性的气血逆乱造成的，都要引起重视。

3. 中风后遗症的治疗

造成中风后遗症的根本原因，是经络（气血）不通，痰瘀互结阻于筋脉，加之"邪之所凑，其气必虚"，所以病人必然有正气不足的病理基础。就类似一条沉积了很多垃圾的下水道，如果水压不足，污水下得会比较慢，而且会有更多的垃圾停留附着，慢慢下水道就全堵了。歪斜舌的筋脉即是如此，痰瘀阻滞于筋脉，而且本身经络的气血也不足，这样就形成了恶性循环。而真正的解决办法，就如同我们去疏通堵塞的下水道时，一是要增加水量，二是要外力的疏导，这样双管齐下，下水道就比较容易通开了。联系到人体亦是如此，现在中医有很多治疗中风后遗症的方法，包括针灸、推拿、中药、理疗等等，其指导思想是基本一致的，类似于上面的通下水道，既要行气通络、活血化瘀、消痰化积，同时要兼顾病人正气不足的身体情况，扶助正气以祛邪。

　　但是中医认为疾病都是"三分治，七分养"，药物毕竟都是有偏性、毒性的，不宜久服、长服，所以最关键的因素其实是病人自己。中医认为"正气存内，邪不可干；邪之所凑，其气必虚"，所以这类中风危险人群，由于本身就有正气不足的根本问题，而且一旦发病，从急性期到缓解期，病人是一直处于正气减弱、正不胜邪的状态的，得过中风的人，尤其是留下后遗症的病人，正气是进一步减少的，而邪气（即气滞血瘀、痰瘀交阻的程度）是亢盛的，因为后遗症期的经络从不完全通畅变成了完全不通畅，壅阻得更加严重，所以从某种程度而言，反而增加了再次中风的可能性。因此得过中风的人，其复发的概率更高，临床上也不难见到中风多次的病人。因此对于这种正气不足，邪气偏盛的疾病，很重要的一点是养生调摄。情志刺激是导致中风很重要的因素，而且也多是复发的危险因素，具体如何"三分治，七分养"，可以参照后面相关章节的内容。

第4天
颤 动 舌

颤动舌，即舌体震颤抖动，不能自主。轻者仅伸时颤动，重者不伸舌时亦颤抖难宁。颤动，给人直观印象就是动，动得太多了，而且这种动是不受控制的，甚至有的越集中精力、越紧张就颤动越厉害。我们通过引入中医阴阳的理论来解释学习颤动舌。

中医将万事万物以阴阳划分，任何事、物，阴阳是同时存在的，它们就像家庭里的夫妻一样，缺一不可，大事小事都要有两方的参与，同时，又因为个性截然相反，可以起到相互制约的作用。简单来说，阴阳相互依存，谁也离不开谁，就像硬币的正反面，所谓"孤阴不生，独阳不长"；同时又是相互制约的，一个家庭，只有父亲，则刚烈有余，只有母亲，则阴柔太过，只有刚烈与阴柔互相配合，相互制约，才能组建一个和谐的家庭。明白了阴阳，再来看动静的问题，很显然，动属阳，静属阴。正常的舌头，也是阴阳平衡、动静结合的，在"神"的操控下，静的同时蕴含动，气血一直在流动；动的同时蕴含静，静能牵扯、调控动，使动不至于乱动、躁动、过动。如果打破了这个平衡，动静就不能协调，出现颤动舌，直观表现就是动得太过了，说明阳相对于阴多了。正常情况下，阴阳是等量的关系，有多少阳，就对应着多少阴。而当阴不足以对应全部的阳时，就出现颤动，分以下几种情况。

1. 阴少不能制阳

阴少了，阳可以增多、可以不变，甚至也稍减少，这就造成了阴不足以制衡全部的阳，一部分阳因为没有阴来配合，就像男女比例失调，这些男人没有女人的配合、约束，其暴力、躁动的一面就没有制约的力量，很容易造成社会的不安定。再联系到颤动舌，当人体内的阴因某种因素减少时，阴阳就会失去平衡，阴不足以制约全部的阳气的运动，所以相对多出来的、不受管制的阳就会肆意表现出来，伸舌时，除了伸舌这个动作外，还附加了颤抖，而且由于这小部分阳是不受管制的、缺乏约束的，所以这个颤抖也不是主观想控制就能控制的。这就是颤动舌形成机制。造成阴少的因素，主要有以下几种。

（1）老年人常见头、手颤抖，有的伸出舌头来，舌头也有小幅度颤抖。这就是中医上讲的："年过四十，阴气自半。"随着年龄的增加，人体逐渐衰老其实就是一个逐渐消耗"本钱"的过程。这个"本钱"，中医认为就是肾精，所以老年人或多或少都有肾虚存在，这是一个正常的发展过程，并不能当作病态。这时人体也在调整自己，因为本钱少了，就减少支出，例如妇女停经，就是少支出的典型表现。老年人体力下降，干活不多却容易疲劳，这也是少支出、细水长流的自我保护。而现在的不良生活方式对人体是一种严重透支的危害，即是在耗竭肾精。时间长了，就出现头颤、手颤，去医院里看中医，伸出舌头来，舌红苔少，而且还不受控制地颤动，医生就会告诉你这是阴虚。告诫你平时要多休息，心平气和，不可以熬夜、生气。

（2）在一些热病中，如果没有很好的补液，人体的水分就很快被蒸发掉，舌头缺水就会跟枯萎的树条似的板直，也会出现颤动舌。当然，现在这种情况造成的颤动舌很少，不过中医上讲"阳气易回，阴气难复"，热病后期恢复过程中，很多病人伤阴后易形成阴虚体质，这个很难短时间恢复，也容易形成颤动舌。

2. 阳盛阴不制阳

阴虽没怎么变化，但阳受某种因素的影响或者激发，表现出增多，这样，阴相对而言就不足以制约全部的阳，这部分被激发的阳就不受控制而表现出来。如长期饮酒的人，"酒为湿热之最"，多为酒毒内蕴的湿热体质，伸舌常见颤动舌。酒为辛辣走行之品，能理气活血，这就是阳的性质，人在喝酒后多会有脸红、头晕、兴奋的表现，这是因为酒调动了人的阳气，让它们过多地表现出来，人走路的时候可能就会一步三摇，而一旦形成这种体质，舌头也容易受到影响，形成颤动舌。

3. 阴阳俱亏

久病及慢性消耗性疾病患者，往往身体整体的物质和能量都不足，也就是说，这些病人的阴阳都是不足的，有的病人伸出舌头也是颤抖的。病人的阴阳都是弱小的，仅勉强维持着平衡，然而这一低水平的平衡很容易被打破。因为动的力量很小，同时静的制约力量也很小，一个小小的动作可能就会打破这种低水平的平衡。就像一个人年轻的时候，感觉身体怎么折腾都没事，都可以扛得住，熬夜、洗冷水澡、暴饮暴食等，身体都可以及时调节过来，而人老了的时候，就会觉得身体的调节能力差了，稍微不注意可能就会得个大病折腾很长时间。这就是年轻人跟老年人的区别，之所以会有这么大的差别，是因为年轻人的阳气阴气都很足，处于很高的阴阳平衡，即使受到外界不良刺激，仍有足够的缓冲力量来调节恢复。而老年人的阴气阳气都很弱，处于低水平的平衡，而这种平衡的稳定性较差，稍受影响即会有阴阳失衡的可能。

吐 弄 舌

　　吐弄舌，现在可能大家会比较陌生，这是因为随着医学技术的进步这种舌态比较少见了。

　　吐弄舌包括吐舌与弄舌两种情况。吐舌，指舌体伸长弛缓，出口外而不收；弄舌，指舌体微出口外，立即收回口内，或舌舐唇上下及口角左右。均多见于小儿，是儿科比较有代表性的舌态。常见于一些急性热病，热毒炽盛，闭扰心神，引动肝风。在炎热的夏天，人们热得都有点烦躁，不安静，这时有人告诉你："心静自然凉"。试着控制下烦躁的情绪，就会发现确实不怎么热了。这个例子说明，热的时候，人就容易烦躁，静不下来，沉不住气。而人因事烦躁、着急的时候，就容易热，甚至出汗。也就是说，人的心神在热的时候，就容易亢奋；在凉的时候，就容易沉静下来。中国传统文化的智慧贵在"中庸"，即不偏不倚，太亢奋了不行，太沉静了也不行。中医认为人的神是藏于心的，心属火，为"火脏"，里面的阳气很多。对于心而言，最容易出现的问题是里面的阳气运行紊乱了，就像虽然人多力量大，但人多也是不好管理的，容易出现治安问题，中医讲"气有余便是火"，阳气多了，运行紊乱，就会变成邪火。所以大家经常说，最近"心火旺"，"心血来潮"等。"诸痛痒疮，皆属于心"，出现上火的情况，中医辨证上也多考虑"心"。所以当心火旺的时候，神居于此就容易被邪火所扰，而会出现心烦意乱、心静不下来、沉不住气的情况，这就是所说的"神被扰动，心神不安"。像朱砂安神丸、柏子养心丸等，都是调理心的阴阳平衡。居住的环境好了，神就安宁了。一般的心神不宁，可以理解为简单的车辆拥挤，短时间的堵车；但是，如果高架上发生了车祸，那就不是一般的拥挤了，大量的车辆停在马路上，造成交通瘫痪，这对应到人体上，就是心的阳气由于受到某种干扰，不能正常运行，心内聚集了过多阳气，而这些阳气聚到一定程度，扰神的力量就更大了，造成神乱，神无法行使其主宰神志、思维等生命活动的作用，这就是中医上讲的"热扰心神"，"热毒炽盛，闭扰心神"。也是我们讲的吐弄舌的形成原因。

那么为什么吐弄舌多见于小孩呢？人在幼小、年轻的时候，都热血澎湃，有颗火热的心，这个时候人的阳气是比较足的，所以小孩很少能静坐下来，就连走路都是小跑的。而且小孩往往"火力大"，少穿些小手也是热乎的。古人发现了这些规律，认为小孩"肝常有余"、"心常有余"。因为肝对应春，心对应夏，春夏为万事万物生长壮大的时机，正是小孩这个年龄阶段。小孩心肝之气相对较足，所以小孩如果得了热证，外面的邪气加上本身旺盛的阳气，很容易造成热毒炽盛的情况。小孩发热通常体温度都很高，甚至可以到41℃~42℃，而成人就很少发热到40℃了。大家都有体会，当发热致身上很热的时候，心里就很烦躁，这就是神被扰了。

通过观察发现，虽然小孩精力旺盛，两只眼睛炯炯有神，但又容易受到惊吓，需要安抚，这是因为小孩是"脏腑娇嫩"之体，阴阳之气都是不足的，都是在不断生长的，即中医认为的"稚阴稚阳"之体，虽然生机旺盛，但是脆弱，就像小树一样，根没扎稳的时候，是最怕强风大雨的。同样，小孩子脏腑娇嫩、形气未充，这时居于心位的心神，也是怯弱的，所以当感热邪时，本就相对有余的心肝之气就会更加炽盛，多余的阳气变成邪火，扰动心神，加之小孩形气未充、神气怯弱，心神易受干扰，这两种原因，共同造成了小孩高热时经常出现抽搐、说胡话、昏迷等症状。而不管是吐舌，还是弄舌，都是舌不受心神控制而表现出的伸舌动作。在出现吐弄舌的同时，观察其舌质多是红绛色，前面讲了红为热，绛为热极，因此中医多辨证为热扰心神，那么通过清热解毒、清心安神法治疗后，心的阴阳平衡了，对于神而言，有个合适的安静的环境，神就能恢复到正常的状态，行使正常的功能。

我们上面讲了，如果神被火热所扰而紊乱了，就不能发挥正常作用。还有一种是本身神就不足的情况，这时本该神主宰的舌的动作，由于神气不足，可以出现舌头失控，如吐弄舌。一些小儿先天不足，大脑发育不全也可出现吐弄舌，这是一种不足之象。中医讲"精化气，气化神"，精与先天禀赋有很大关系，小孩如果禀受大人的先天之精不足的话，在生长发育中，就像一棵弱小的树苗，没有长成参天大树的潜质。对于人来说，先天不足的小孩，其神气也是不足的，这种情况下，神同样不能发挥其主宰正常思维、行动的功能，也可以出现吐弄舌，但是这很容易跟上面的热扰心神相区别，这些神不足的小孩的舌是淡白的，是一种虚象，不足之象。

随着医疗技术的发展，西医学静脉输液的普遍运用，家长不会等到小孩烧到40℃才去治疗，这种热邪扰动心神的情况，已经很少见了。

第**6**天

短 缩 舌

  短缩舌，顾名思义，就是舌体蜷短、紧缩，不能伸长，多见于病情危重的情况。有时在正常人中，也可以见到一些舌头蜷短，不能伸长的人，而并没有疾病的征象，这是因为这些人先天性舌系带过短，与疾病没有关系。在幼年时，细心的家长应该对此引起重视，及早带孩子去做手术，以免影响孩子的发音。

  疾病状态的短缩舌，多与痿软舌并见。前面曾经讲过，痿软舌多见于一些急症，像流行性脑膜炎、乙型脑炎、暴发性肝炎、急性肝炎等，或者一些虚证，如晚期肝硬化、肾功能衰竭、心力衰竭、晚期癌症等疾病。短缩舌，也多是疾病危重时期才可能见到的舌态。

  为什么在疾病危重时期才会出现短缩舌呢？首先强调，舌头的灵活自由伸缩，是靠筋脉的伸缩来带动的，舌头伸不出来了，必然是筋脉无法正常伸缩造成的。所以短缩舌的原因，我们还是应该找筋脉的问题。是什么导致筋脉失去弹性了？就像一根皮筋，正常状态下能够收缩自如。但是，如果把橡皮筋靠近火，一段时间后会发现，橡皮筋变短了。动物身上的筋，正常状态下是有水分的，很有弹性，但是筋干了的时候，水分减少，筋就会变干、变短、变直，所以当病人身患急性热证的时候，由于长时间的发热、汗出，身体的水分减少，舌质红绛，舌也多是干瘦、短小的，舌的筋脉也必然受到影响，水分缺少，筋脉挛急，舌多是短缩的。

  其实舌短缩可以有很多病因造成，而且由于到了疾病危重阶段，病机多是复杂的，但最终造成的结果就是影响到舌的筋脉，出现舌态短缩。这时大夫更要结合仔细的体检、望、闻、问、切四诊合参，来判断病机。单就舌诊而言，更要结合舌质、舌苔等来综合判断。下面举几个短缩舌的例子。

1. 短缩舌伴见症状

（1）舌短缩，同时色淡白或青紫而湿润者，多属寒凝筋脉、舌脉挛缩。

大家都有这种经验，冷的时候，我们会不自禁缩身子，晚上睡觉如果腿伸到外面冻到了，腿会抽筋，筋脉受凉，同样会收缩。当舌的筋脉收缩，就形成了短缩舌，这是寒凝筋脉、舌脉挛缩造成的短缩舌。而且结合舌质舌苔来看，舌淡白，主虚寒、火少；或舌质青紫，青色主寒主痛；湿润即水多，为阳不胜阴的表现。这些综合起来，更可以支持上面寒凝筋脉、舌脉挛缩的辨证。

（2）气血俱虚、舌失充养导致的筋脉痿弱也可现短缩舌。这种情况多是短缩舌与痿软舌并见。一般见于虚证、一些慢性消耗性疾病的晚期，如肝硬化、肾功能衰竭、心力衰竭、晚期癌症等，当气血严重不足时，靠气血充养的全身各组织器官都会出现营养不良的状况，舌头同样如此，没有物质基础，舌的筋脉就会痿弱无力，出现短缩的情况。

（3）如果舌短缩而胖，苔滑腻者，多属脾虚不运，痰浊内蕴，经气阻滞所致。中医认为"土克水"，舌位居正中，而且舌本身就是一块肌肉，属脾，看舌头的厚薄就能了解这个人脾土禀赋如何，所以舌头具有土的性质。我们把舌头看作一块肥沃的土，水分适中，不旱不涝，才能长出正常的树木庄稼来。但是如果雨水比较多，而且不能及时疏通分流，雨水就会积在土内，造成涝灾。植物的根长期泡在水中，不长时间就会腐烂。而对应到舌头上，舌头这块土如果被水"淹"了的话，生长在舌中的筋脉，也会像树木一样泡在水中，营养不良，无法正常生长，也就无法正常行使伸缩功能，就可能出现短缩舌。

因于湿，首如裹，湿热不攘，大筋软短，小筋弛长，软短为拘，弛长为痿。

——《素问·生气通天论》

2. 短缩舌"取类之象"

像短缩舌、痿软舌这些舌态，大家在正常生活中，是很难见到的，即使是在临床上，这种舌态也多是见于疾病危重时期。就像一般的涝灾或者旱灾，树木虽然会处于恶劣的生长环境，但是依旧可以通过代偿来维持生命活动，但是这种状态时间长了，最基本的生存需求得不到满足，树木就会枯萎，就会从简单的营养不良、树木枝叶发黄，转变成根枝的枯萎。慢性消耗性疾病，到了晚期，即是这种树木枯萎、筋脉痿弱不用的状态。而像那种急性病、热病，短时间内即可造成这种筋脉失养、舌体短缩的情况，这就类似于森林火灾，木遇火则焚的情况。

这一节我们主要想通过对短缩舌的解释，来学习中医理论和思维方式。短缩舌并不多见，其形成机制"取类比象"类似于树木的特性。树叶在寒冷的冬天会凋零，树干也会枯萎，遇到大寒天，营养不良的树冻死的可能性很高；树在发生涝灾的时候，泡在水中的树根可能会腐烂，严重的时候树干也会营养不良导致短缩枯萎；土地贫瘠的地方，树"饿"死的几率是很高的；森林火灾，即使树没被完全烧死，但处于高温状态下的树干的生命力也会受到影响。中医认为筋属木，与自然界树木植物的特性是类似的，这种取类比象的思维方式，可以帮助我们解释很多现象和问题，这正是中医思维方式的体现。

第 7 天
舌态与养生

我们前面讲的这几种舌态，现在常见到的主要是歪斜舌和颤动舌。舌态与舌的筋脉有很重要的关系，因此，舌态的养生，即是对舌筋脉的养护和锻炼，就像老年人，平时多活动，可以疏通经络，对于舌而言，经常锻炼舌的筋脉，不仅有利于舌筋脉气血的流通，让舌头更加灵活；更重要的是，舌与脏腑、经络都有密切的联系，比如手少阴心经之别系舌本，足太阴脾经连舌本、散舌下，足厥阴肝经络舌本，足少阴肾经循喉咙、夹舌本等，所以运动舌的筋脉，更能起到调节与舌相连经络、与舌有关脏腑的功能，从而起到很好的整体养生的作用。

1. 与舌有关的养生保健方法

（1）赤龙探海："赤龙"指人体口腔之舌，"海"指人体之口腔，简单来说就是舌抵上腭，静坐闭目冥心，舌尖轻舔上腭，调和气息，舌端唾液频生。当津液满口后，分次咽下，咽时要汩汩有声，直送丹田。需要注意的是，这是一个很轻柔很自然的动作，就是嘴闭齿合，舌头尖及舌面前部自然贴在上齿龈处，如果刻意把舌头卷到上腭去，就会口部僵硬，牵及面部和整个头部都紧张，而使口中干涩。这样是达不到养生保健效果的。

（2）赤龙搅海：就是用舌头在口腔内搅动，使体内水分上升至口腔，通过唾液腺变为唾液，再徐徐咽下，从而达到健身祛病、延年益寿的目的。具体做法是舌在口内舔摩内侧齿龈，由左至右、由上至下为序做 9 圈。然后，舌以同一顺序舔摩外侧齿龈 9 圈。

（3）鼓漱华池：口唇轻闭，舌在舌根的带动下在口内前后蠕动。当津液生出后要鼓漱有声，共 36 次。津液满口后分 3 次咽下，并用意念引入丹田，此谓"玉液还丹"，即玉液灌溉五脏，润泽肢体。

（4）赤龙吐芯：把口张大，舌尖向前尽量伸出，使舌根有拉伸感觉。当舌不能再伸长时，把舌缩回口中，如此一伸一缩，面部和口舌随之一紧一松。

做9次。这种方法起到了疏通经络，清理阻于筋脉垃圾的作用。通过舌肌的一收一缩，就可以达到一补一通的作用，尤其是对于歪斜舌的康复训练，是很好的天然无副作用的调理方法。

以上都是养生修炼的方法，其前提是要求平静、平和的心态，不浮不躁，心无杂念，心气能够沉下去，而不是处于亢奋、心神耗散的状态，这样才有助于心肾交通，强身保健。

中医理论认为，唾液从口腔壁涌出后，经舌根、咽喉、肺转肝脏，进肾经，贮于丹田，再化津还丹，遂成精气。起到和脾健胃、濡润孔窍、润泽四肢五脏、强肾补元、滑利关节、补益脑髓的作用。西医学认为：唾液具有快速止血，软化收缩血管，溶解细菌，灭杀微生物，抗病毒，助消化等功能。所以有吐口水习惯的朋友要注意了：你们可是把宝贝丢掉了！这些宝贝如果咽下的话，可以起到很好的调节脏腑、滋润孔窍的作用。但是有一种情况下口水是要吐出来的，这类人属痰饮体质，胃中有寒饮，他们的嘴中往往也是津液满满的，舌苔水滑。他们往往也喜欢吐涎沫，这跟唾液是不一样的，他们吐的涎沫是由于水液代谢功能障碍，本该排出的水分不能及时排出，聚于口中形成的，这些涎沫如果咽下去的话，会加重水液代谢的负担，病人也觉得不舒服。

2. 舌态养生注意事项

上面的讲述，一是强调舌头要多动，舌动则筋脉在动，筋脉动则气血行，对与其相联系的脏腑都有很好的调节作用。二是口中产生的唾液都是玉液精华，缓慢将其吞咽可以起到调和脏腑，滋润孔窍的作用。然而，不仅舌头的养生可以调节五脏六腑功能，我们通过其他养生方法，如服药调理身体、打太极、导引、针灸等，将脏腑气机调节通畅，反过来同样可以影响到舌头，因舌头是人体脏腑机能的一个缩影，舌头是反映人心神的窗户，脏腑功能正常，气血通畅，能够润养舌头，舌态、舌质、舌苔都会正常。所以舌头的养生，与整个机体脏腑的养生有很密切的关系。这点对于歪斜舌尤为重要。

歪斜舌往往并不是简单的舌头筋脉的问题，多是并存身体其他筋脉经络不通的情况。由于歪斜舌不是一个局部问题，而是整体的情况。所以通过用药调理脏腑整体气机，用针灸、推拿、理疗来改善局部经脉瘀堵不通，同时减少危险因素，如生气、受凉、劳累、吸烟等等，可以对歪斜舌起到康复治疗的作用。

辨析苔质

　　如果说眼睛是心灵的窗户，那么舌苔便是人体脏腑的窗户。伸出舌头，我们会发现在舌面上附着一层薄白而润的苔状物，这就是舌苔了。它是由脱落的角化上皮、唾液、细菌、食物碎屑及渗出的白细胞等组成的。在正常情况下，由于我们经常的咀嚼和吞咽动作，会将口腔内分泌的唾液和一日三餐所进的食物咽入腹中，与此同时也会对舌面起到不断的冲洗作用，从而清除掉舌表面的物质，仅表现为一层薄白的舌苔。

　　中医学认为，正常的舌苔是由胃气上蒸所生，故胃气的盛衰，可从舌苔的变化上反映出来。正常的舌苔表现为薄白均匀，干湿适中，舌面的中部和根部稍厚。而病理性舌苔的形成，一是由脾胃浊气上升而生，一是由外邪侵袭或脏腑失调而形成。在望舌苔时，我们应注意苔质和苔色两方面的变化。这一周我们先来了解一下舌苔的苔质，苔色将在下一周向大家讲述。

　　所谓苔质，是指舌苔的形质。包括舌苔的薄厚、润燥、腐腻、剥落、偏全、真假等变化。

第1天
薄、厚苔

有关薄厚苔的理解，我们从字面上便可以理解得八九不离十了，那么中医是如何定义的呢？

1. 薄、厚苔的基本特征及临床意义

厚苔和薄苔是以"见底"和"不见底"为标准的。具体来说，凡透过舌苔隐约可以看见舌质的为"见底"，即为薄苔。不能透过舌苔见到舌质的为"不见底"，即是厚苔。通过观察舌苔的厚薄，我们可以了解人体正气与邪气的强弱盛衰，还可知道病邪在人体所处部位的浅深。

（1）薄苔由胃气所生，属正常舌苔，是健康的标志，提示人体胃气充盛，有生发之气。如果生病见到这种舌苔，多为疾病初起或病邪在表，病情较轻，常见于外感初起，比如说感冒。故薄苔所代表的主要证候，用中医术语来概括就是：外感表证。

（2）出现厚苔多提示为病邪入里，或体内有胃肠积滞，病情较重。

（3）如果舌苔由薄变厚，多为正不胜邪，说明病邪由表传里，病情由轻转重，为病势发展的表现；如果舌苔由厚变薄，多为正气来复，侵入人体的内郁之邪得以消散外达，病情由重转轻，是病势退却的表现。

2. 常见薄、厚苔

临床中舌象千变万化，所以在此，我们仅举几例日常中多见且较典型的舌象。

（1）薄白苔：舌色淡红，苔色偏白；舌质干湿适中，透过舌苔可清楚地看到舌质的颜色，故属于薄苔。

薄白苔是胃气上蒸、胃阴上润于舌而成，属于正常的舌苔。但薄白苔亦可提示风寒、风热初袭人体，病邪在肌表的轻浅阶段。如果舌质偏红，提示风寒表证有化热的趋势。比如说夏季过多食用寒凉类的饮品，或是体育运动后冲凉水澡，或是室内空调温度过低，这种突然的冷热刺激都会使机体遭受寒邪的侵袭，身体先出现无汗怕冷、头痛、鼻流清涕、肢酸体痛等症，继而出现发热、口渴、鼻流浊涕等化热的征象，这时通常见到的就是此类舌苔，是疾病初起的病理表现。

我们知道淡红舌、薄白苔是正常舌象，它反映了机体内脏功能调和，全身气血津液充盛丰盈，是胃气旺盛且有生发之气的特征，这提示人体处于正常的生理状态。

［风寒感冒］如果出现舌淡红、苔薄白，伴有、无汗、发热，怕风怕冷但热势较轻的症状，这是因从外感受风寒之邪而致，属于风寒感冒，因为是新病初起，所以病程较短，病势也较轻，治疗应以解表为主。可选用具有辛温解表作用的方子，如荆防败毒散进行治疗。当然由于现代人生活节奏快，工作忙碌，可能没有太多的时间熬中药，所以为了方便，加之个人体质还算强壮的话，我们也可以熬点生姜汤以代茶饮，这也是不错的选择。

［风热感冒］如果出现了发热汗出、头痛怕风、咽痛口渴的症状，那多是风热感冒了，我们应当选择辛凉解表类的方子来治疗，如银翘散、桑菊饮。

［体虚感冒］对于自身抵抗力较差，容易感冒的患者来说，平时可以服用玉屏风散（黄芪、白术、防风），以增加机体的免疫功能，提高抗病防御的能力，是减少上呼吸道疾病很好的措施。

在病理状态下，薄白苔多见于感受风寒或风热之邪后而引起的疾病的初期阶段。根据季节的特点，春天易感风邪，夏季易感暑热之邪，秋季易感燥邪，冬天易感寒邪等。对于机体抵抗力差的人群，特别是老年人和儿童，在季节交换的时节，温差变化大，冷热交替不定，非常容易感冒，所以应特别注意。预防感冒是非常重要的一环，在日常生活中，应注意保暖，不要劳累，避免精神紧张与忧愁，勤晒被褥、勤洗手。此外也可用热水搓耳，即在每天晚上洗脸时，用热毛巾搓耳朵，上下轻轻摩擦双耳廓，这也对预防感冒有良效。当然我们也应养成冷水洗脸、热水洗脚的习惯。一年四季坚持冷水洗脸的人很少患感冒，睡前用热水洗脚，能帮助提高身体抗病能力，有利于预防感冒。更重要的一点是，每个人都应加强体育锻炼，这不仅可增强血液循环，还可改善体质，提高免疫功能。

（2）薄黄苔：舌色偏红，但苔色偏黄；透过舌苔能看到舌底的舌质，故也属于薄苔。

薄黄苔，舌质红，是感受风热之邪，引起发热的初起阶段的舌象表现。多见于病毒性感冒、鼻炎、急性扁桃体炎、急性气管炎等，发病时伴头痛咳嗽、咳吐黄痰、鼻塞不通、流黄稠浓涕、出汗但寒热不退等症状，这是表热证的表现。这是因为邪气侵袭人体，由于机体的应激反应，调动了免疫循环代谢等系统的功能，故出现了怕冷发热等一系列症状。苔色一般开始时多为薄白苔，随着病邪的深入，发热症状的明显，舌苔也会随之由白变黄。

薄黄苔主要是热证初起时的病理表现。如感冒发热，鼻流黄涕，咳痰色黄，口干喜饮，治疗以解表清热为主，选用银翘散加减治疗。发热不退的，可用辛凉解表和清热解毒药合用，如板蓝根、薄荷、牛蒡子等。如果怕冷的症状已除而热势不退者，可与黄连解毒汤合用，能有效地遏制热势，控制病情。

有些人群易感受风热之邪，多因自身属于偏热类型的体质，所以对于这部分易感人群要特别注意自身的保护。如气温寒冷时要注意防寒，大雾环境要减少户外的活动，外出时要戴口罩以预防雾霾天气对呼吸道的刺激，感冒流行期间减少出入公共场合等。平日里要养成良好的卫生习惯，如勤洗双手以防病菌从口而入，勤换衣物以防细菌的滋生，勤开门窗通风以防室内的交叉传染。经常进行体育锻炼以增强自身的防御能力和呼吸道的抵御能力。患病期间要多补充含维生素的食品，增强机体免疫力。大量饮水可以排出体内的热毒对机体各脏腑组织的损伤。每天应保持大小便的通畅，以及时清除体内的垃圾。日常饮食中应当多食蔬菜，以清淡类的为主，少食辛辣油腻煎炸类的食品。以上这些措施都会对体质的改善有很好的帮助。

（3）黄厚苔：舌色偏红，舌苔中部和根部苔色黄，透过舌苔看不见舌底的舌质，故属于厚苔。

苔色黄，提示体内有热；舌质厚，则提示邪气较深，病邪较重。在临床中出现这种舌苔的人，舌苔除了又黄又厚之外，给人的感觉也很黏腻，所以我们称这种舌象为黄厚腻苔。而"腻"提示体内有湿。所以整体来说，这种舌苔是湿热体质的表现。湿热的形成，往往和脾胃功能和饮食成分有很大的关系。如今生活条件好了，饮食中高脂肪、高蛋白的东西多了，过多的摄入这些东西，会影响脾胃的正常功能，久而久之则形成积聚不化的物质，中医称之——痰湿。痰湿在体内积聚日久会化热，打个比方来说，垃圾在一处堆积，长时间不予清理的话，就会发酵而产生热量，又比如干燥的秸秆在炎热的夏天堆积在一起也会自燃，体内的痰湿化热也是一样的道理。这种湿热相合的状态，就是"湿热"了。因为"肥人多痰，瘦人多火"，所以痰湿也是引起肥胖的主要原因，这类人群出现黄厚腻苔也更为多见。

　　实际生活中，我们还应当根据疾病的症状和病情的发展，辨明疾病的脏腑归属，从而拟定相应的治疗措施。在门诊上，会经常遇到一些舌苔又黄又厚的患者。舌苔黄厚属于痰热或湿热，根据伴随的症状，分别可以从肺、脾胃和肝胆进行调治。也有些患者，脏腑的症状并不明显，仅仅感觉口腔秽浊，不太清爽；身上发困，容易疲劳。一般而言，经过一段时间的辨证调护，症状是可以缓解的。但是，要想彻底化去黄厚苔，却并不是·件容易的事情。有的患者，黄厚苔久治不化；有的患者，黄厚苔退而复生，而且，只要黄厚苔不除，患者的症状就不能彻底消除，这实在是一件令人头痛的事情。

　　在临床上，见到有病人饮食过盛，加之精神过度疲劳，出现腹部胀满不舒的症状，皮肤看上去油腻泛光，大便不畅，小便色黄浑浊，口中也有黏腻而苦的味道，这就是典型的湿热内蕴脾胃，而且下注大肠、泛溢肌肤而出现的一系列症状，我们可从清热利湿的角度来治疗，可选用防风通圣散之类的方子来治疗，改善脾胃的运化功能，并使湿浊之气从大小便排出体外。

　　有的人可能常年舌苔很厚，而且有口气，一般说明胃有点小问题。如果目前没有其他不舒服的感觉，可先从饮食起居调整入手。经过一段时间的调养，异常舌苔和口气有望自愈。

　　在未发病的人群中，也会出现类似黄厚苔的舌象特征，一般见于那些伴有肥胖、高血脂、脂肪肝的人。这些病都被称为"富贵病"，主要是因为生活起居、饮食结构不合理而逐渐形成的。所以，要想有一个健康的身体，我们应当严格控制食量，减少高脂类、高胆固醇类的食物的摄入（如巧克力、螃蟹、蛋黄、奶油、肥肉等），应多以清淡的蔬菜、水果为主。平时要注意按时休息，保持生活规律，少饮酒，最好不喝酒、不吸烟，多吃容易消化的食物，保持乐观的心态，多进行户外活动，这些措施都是有利于代谢体内过剩营养物质的好方法。

第 *2* 天

润、燥苔

1. 润、燥苔的基本特征及其临床意义

润苔与燥苔主要是从舌面有无津液分布来区分的。舌面润泽有津，干湿适中，是润苔。苔质粗糙，毫无水分，扪之碍手，称为糙苔。若舌面水液过多，扪之湿而滑利，甚至伸舌涎流欲滴，为滑苔。若望之干枯，扪之无津，为燥苔。通过辨别润苔和燥苔，我们可了解自身的津气盈亏和输布状况。

润苔可见于我们正常人。如果病中见润苔，则提示我们体内的津液未伤，是有寒有湿的反映，多见于阳虚而痰饮水湿内停之证。滑苔是水湿之邪内聚于体内的表现。燥苔则是由体内津液输布障碍，不能上承于舌面所致。糙苔多见于热盛伤津、阴液不足，阳虚水不化津，燥热伤肺等证。舌苔由润变燥，多为燥邪伤津，或热甚耗津，表示病情加重；舌苔由燥变润，多为燥热渐退，津液渐复，说明病情好转。

2. 典型润、燥苔

（1）白滑苔：舌面敷布着一层色白而润的舌苔，苔上水分很多，感觉伸舌欲滴，舌根部苔质厚腻。

滑苔是水饮之邪内聚于体内的征象，饮邪是怎么来的呢？它与湿、痰一样，都是自身水液代谢障碍所产生的代谢产物，这类物质长期停留在体内，又可以引发新的疾病。中医学把质地清稀的水饮称为"饮"，将质地黏稠的称为"痰"，统称为"痰饮"。痰饮通俗地讲就是体内水液代谢异常，停聚于肌肤组织中，长期滞留不化的物质。痰饮使舌苔表面的黏液也随之增多，故出现了滑苔。

《金匮要略》讲："病痰饮者，当以温药和之。"痰饮的形成，与脾、肺、肾有关，尤其与脾密切相关。脾失健运，水饮内停；肺失宣降，不能通调水道；肾阳不足，气化不利，影响三焦水道通利，这些都是导致水饮发生的原因。"用温药和之"，是因为饮为阴邪，非阳不化，饮既停留，非阳不运，所以用温药来化之,以此来祛除寒邪,振奋阳气,使水液代谢功能恢复正常。处方可用苓桂术甘汤(茯苓、白术、桂枝、甘草)。如果遇到冷风即鼻流清涕,频频喷嚏,咳喘,痰涎清稀,甚则呼吸困难,喉间有哮鸣音,可配合小青龙汤加减。如皮下水肿,常随体位转移,久卧则面部浮肿,久立则下肢水肿,按之如泥,久行则手足皮肤光亮发胀等,可配合五皮饮、五苓散。如果有瘀血的症状,舌面有瘀斑瘀点,或有舌下脉络曲张,可用丹参饮治疗,以求活血化瘀。

白滑苔是寒性体质的舌象,提示阳气虚弱,这种体质的人易患呼吸系统、消化系统的疾病。我们在马路上常会看到有的人即使在寒冷冬季里,衣着单薄,却也精神抖擞。而有的人,年纪轻轻就特别怕冷,全身捂得严严实实,却还手脚冰凉。后一种人群就属于虚寒质,要特别注意保暖。可以吃些羊肉、狗肉等有温肾壮阳作用的食品以及辣椒、虾米、核桃等,对提高御寒能力帮助很大。对于正常人来说,经常体育锻炼是最好的方法,散步、跑步和游泳都能达到良好的效果。除此以外,用凉水洗脸或是擦身也能锻炼耐寒的能力。冬天适当吃些性质温热的肉类,如牛羊肉、鹿肉,桂圆也有很好的效果。但食补也要有所讲究,北方的天气不适合用人参等大补的药材,西洋参相对比较温和,不容易上火,第一次先服一两片,依照自己身体的反应再逐渐地增加到合适的量。同时食物要在温热的时候吃,不要贪凉或是吃凉饭凉菜。值得一提的是:饮酒御寒是一个普遍的误区。因为酒本身产生的热能极少,饮酒后全身有发热的感觉,是酒精扩张血管、散发人体原有热能的结果。酒力过去,机体贮存的大量热能散发体外,反而更加寒冷。

(2)黄燥苔:舌苔色黄,苔质干燥粗糙且有裂纹,称为黄燥苔,是邪热伤津的表现。如果舌苔燥而粗糙,毛燥如砂石,又称"黄糙苔",是伤津化燥的表现。

苔薄黄而干,为病初外邪化热入里,邪热伤津,治宜泻热清里;舌苔干、色黄、满舌厚积,为里热实证,宜苦寒攻下以泄热救阴;苔黄而干燥,为气分热盛、津液已伤,宜辛寒清气、泄热保津;若苔色老黄焦燥起刺,或中有裂纹,为表邪已解邪气内传,结聚脏腑,因黄燥苔多合并有复杂的主病,所以用药也要根据病情来定。常用的清热去火的中成药有清热解毒丸、黄连上清丸、紫雪散、安宫牛黄丸等。

黄燥苔主要提示我们体内有积热,或外邪已经入里化热了,这是热盛伤津的表现。热邪侵犯不同的脏腑会有不同的疾病表现。例如腹部胀痛,摸上去肚皮硬邦邦的，不能用手触摸按压，大便秘结不通，甚至有的人会出现潮热汗出、谵语狂躁的症状，张口望舌象，会看到舌苔黄燥起刺，伴有口舌生疮等，这是阳明腑实证的典型表现。所谓阳明腑实证，是对上述这类症状的总括，简言之可概括为"痞、满、燥、实"四个字。"痞"，指自觉腹部闷塞不通，有重压感；"满"，指腹部胀满，按之有抵抗感；"燥"，指肠中燥屎干结不下；"实"，实热内结，腹痛拒按，大便不通。可以大承气汤为基础方加减治疗，此方有峻下热结的功效，可消除痞满，使胃肠气机通畅，以助泻下通便，是千古良方。温病大家——吴鞠通在《温病条辨》中用"无坚不破，无微不入"来称赞此方，可见其疗效颇著。

出现热盛伤津的病情，常见于两种情况，一是原本有发热性的症状，没有及时控制住病势，致使热毒逐渐深入，与肠中之邪交结积聚，导致津伤毒聚，从而使热势更重。二是本身属于偏热的体质，经常有口干舌燥，渴而喜饮，大便干燥的表现，一旦感受热邪，就如火上浇油一般，会使热势骤然升温，津液也会随之损伤，出现口渴汗少、尿少色黄、便秘尤甚的症状。然而大便秘结，不易排出，又会使体内的热毒聚而不减、结而不散，热势更甚，津伤更剧，如此周而复始，便会造成恶性循环。对于这类内热体质的人群，平时应注意调节饮食结构，按时排便，使体内的垃圾得以及时排泄。晨起后，可空腹饮用温开水，大口而饮，可起到冲刷、润滑肠道的作用，长期坚持，必有良效。

第*3*天
腻、腐苔

在本周第 1 天讲"黄厚苔"时，我们提到了黄厚腻苔这一苔质，相信大家对腻苔已经有所了解了，那么今天，我们主要讲讲腐苔与腻苔的鉴别点。

1. 腐、腻苔基本特征及临床意义

腐苔是一种比较厚的舌苔，苔的颗粒比较粗大而疏松，质地与豆腐渣很相似，它厚厚地堆积在舌面上，容易刮脱。腻苔，是指舌面上覆盖着的一层滑腻的苔垢，苔的颗粒极其细腻，融合成片，刮之难去，胶黏在舌面上，如罩一层油腻状的黏液。

这两种舌苔共同的主证是痰浊、食积。其中，腐苔是因体内阳热有余，蒸腾胃中腐浊之气上泛而形成，常见于饮食停滞，消化不良或痰浊瘀阻的病证中，且有胃肠郁热之证。腻苔多因脾失健运，湿浊内盛，阳气被阴邪所抑制而造成，多见于痰饮、湿浊内停等证。

通过判断舌苔的腐腻，来测知人体阳气与湿浊的消长变化，如：舌苔薄腻，或腻而不板滞者，多为食积，或脾虚湿困；舌苔白腻而滑者，为痰浊、寒湿内阻；舌苔黏腻而厚，口中发甜，是脾胃湿热；舌苔黄腻而厚，为痰热、湿热、暑湿等邪内蕴。腐苔多因阳热有余，蒸腾胃中秽浊之邪上泛，聚积舌面，主食积胃肠，或痰浊内蕴。病中腐苔渐退，续生薄白新苔，为正气胜邪，病邪消散之象。

2. 腐苔形成机制

舌苔中部和根部苔色黄，苔质较厚，苔的颗粒比较粗大而疏松，状如豆腐渣，称为腐苔。

腐苔主要为阳热有余，胃中腐浊之气上升所致，主胃火、痰浊、食积。至于腐苔松厚，揩之即脱，亦不能完全说明腐苔均为"无根之苔"而属胃气衰败。

若舌面上黏厚一层，有如疮脓，则称"脓腐苔"，常见于内痈病重。其中肺痈舌苔白腐，肝痈舌苔紫灰脓腐，胃痈舌苔黄腐。若舌面上生一层白膜，或出现饭粒样糜点，称霉腐苔，多因胃脘腐败，津液化为浊腐上泛而致，常见于湿温、温毒、伏暑、痢疾、疳积等患者。一般病程中，舌苔由板滞不宣而化腐，由腐而渐退，生出浮薄新苔，为病邪解尽。我们可用达原饮（槟榔、厚朴、草果、知母、白芍、黄芩、甘草）治疗，以求清热利湿，辟秽化浊。

3. "腐苔" 饮食注意

腐苔是因蒸腾胃中秽浊之邪上泛，聚积于舌面而形成的，提示胃肠消化功能减退，有食积症状，抑或是痰浊内蕴的表现。建议清淡饮食，并且食物要多样化，主食应以谷类为主，多吃蔬菜水果，经常吃奶类、豆类和适量的鱼、禽、蛋、瘦肉。在此基础上，再提倡清淡少盐，对脂肪和食盐的摄入量加以控制。保持良好的口腔卫生，避免烟酒刺激，合理饮食，保证充足睡眠。

第4天

偏、全苔

全苔与偏苔是从舌苔在舌体上的分布而言的,我们只要从字面意思来理解就可以了,简单、明确。

舌苔布满整个舌,称为全苔。舌苔仅分布于舌的某一局部,或偏于左,或偏于右,或偏于前,或偏于后,称为偏苔。我们通过观察舌苔的偏与全,可诊察病变的所在,即偏苔出现的部位不同,它所代表的意义各异。如全苔代表湿痰中阻之证。如果仅是舌尖部分有苔,是病邪入里却未深入,但胃气却受伤。若舌尖部分无苔,而其余地方有苔,代表肠胃有积滞或有痰饮。舌苔偏于左侧或右侧,表明病邪半表半里,亦可有肝胆湿热;舌中央无苔、舌边缘厚苔而中央薄苔,为阴虚、胃气损伤或血虚之证。

通过观察舌苔,我们可了解病邪的深浅及胃气的存亡,我们常见到的是整个舌苔的变化,或是舌尖、舌中、舌根部的不同,但很少见到偏苔。有些研究者认为,偏苔的临床意义主要在于提示医生异常舌苔的同侧躯体有病理改变,而且舌苔的变化与病变的治疗结果相关联,这一点笔者也是很赞同的,舌苔的变化可及时地反映治疗的效果,对提高临床诊断准确性有很好的提示作用,而且对疾病的发展与消退也是很好的直观标志。

真、假苔

无论苔之厚薄，若紧贴舌面，刮之难去，刮后仍留有苔迹，似从舌里生出者是为真苔，其以"苔有根蒂，舌苔与舌体不可分离"为特征，又叫"有根苔"；若苔不着实，似浮涂舌上，刮之即去，非如舌上生出者，称为"假苔"，又叫"无根苔"。

真苔主实证，表示病邪虽盛，但胃气未衰；有根苔而薄者为胃气旺盛，属正常舌象或邪浅而精气未伤。重病之后见此则为邪去正复之象。假苔表示胃气已衰，不能续生新苔。所以说，真假苔对观察邪正虚实，胃气有无具有重要意义。简单说来，真苔表示胃气尚存，多见于实证，预后较好；假苔则表示胃气衰败，多见于虚证，预后多不良。

辨舌苔的有根无根，意义有三：①有根薄苔，属平常人之正常苔，乃胃有生气；②有根厚苔，虽说明邪气盛，但脏腑的生气亦未告竭；③无根之苔，无论厚薄，只要刮后舌面光滑，无生苔迹象，便是脾、胃、肾之气不能上承，正气已衰竭。苔的易刮、不易刮，不能完全说明有根无根问题，故真假苔与有根无根亦不完全相同。易刮去者，固属假苔，但不一定无根，若旋刮旋生，舌面并不光洁，仍属有根，并非虚证。刘恒瑞《察舌辨证新法》提出以新苔能否续生为鉴别，认为"骤然退去，不复生新苔"为无根苔。总之，何谓舌苔之有根无根呢？笔者认为，凡舌苔致密，刮之难去；或虽疏松，但刮之不净，仍留有苔迹；或虽脱落，但仍能复生新苔者均为有根苔。否则，若舌苔浮松，揩之、刮之即去且净，舌面光滑，新苔不再复生者即为无根苔。凡有根苔均由胃气，或兼浊气上泛而形成；而无根苔则因久病伤正，胃气大虚、不能生苔所致，故舌苔之有根无根往往表示胃气之存亡。

第6天

剥 脱 苔

1. 剥脱苔基本特征及临床意义

患者舌本有苔，忽然全部或部分剥脱，脱落处见底，光滑无苔，称剥落苔（根据脱落的位置，可分为前剥、中剥、后剥及花剥苔）。若全部剥脱，不生新苔，光洁如镜，称镜面舌、光滑舌，是剥苔中最严重者。舌苔不规则的剥脱，边缘突起，界限清楚，形似地图，部位时有转移者，称为地图舌。

剥脱苔主胃气不足，胃阴枯竭或气血两虚。舌红苔剥者属阴虚；舌淡苔剥多为血虚或气血两虚。镜面舌由于胃阴枯竭、胃气大伤、毫无生发之气所致，属胃气将绝之危候。舌苔从有到无，是胃的气阴不足，正气渐衰的表现；但舌苔剥落之后，复生薄白之苔，乃邪去正胜，胃气渐复之佳兆。值得注意的是，无论舌苔的增长或消退，都以逐渐转变为佳，倘使舌苔骤长骤退，多为病情暴变征象。

2. 常见剥脱苔

（1）地图舌：舌面上不同位置有不同程度的剥脱，剥脱处呈圆形或椭圆形，形如地图。

地图舌多见于儿童、久病体弱的人群。主要出现在舌背，有时也可出现于舌缘、舌腹、舌尖。舌的丝状乳头、菌状乳头呈片状剥脱，形成圆形、椭圆形的光滑的红色剥脱区，似地图的边界，其形态位置多变，剥脱区以离心方向逐渐扩大，其白色边缘也随之扩大。病损可持续存在很长时间，或有短时间的愈合，但舌的活动和味觉正常。

地图舌的出现多是气血虚弱的征象，多见于4～5岁先天不足或后天营养不良的体弱小儿。下面我们就着重谈谈针对小儿地图舌的治疗措施。

反复感冒及脾胃功能失调的小儿多见地图舌。易反复感冒的小儿，体质较虚弱，平时很容易疲劳，夜间出汗，大便干燥，二三日一次，面色虽有些苍白，但口唇却十分艳红，像涂了口红一样，"肺炎常光顾，感冒月月有"，有时还会出现低热，即气虚阴亏。而脾胃功能失调的患儿，体质羸弱，面色发黄，胃口不好，挑食、偏食很明显，饮食稍不注意会引起腹胀腹痛，有的还有贫血，白天一活动就会满身是汗，以上都是属于脾虚胃弱、消化吸收不好的表现。两者的中药治疗是有区别的，前者以补气、养阴、清热为主，重在提高机体免疫力，减少呼吸道感染，身体强壮了，剥脱的舌苔就会长复。而脾胃功能失调的小儿，治疗的重点应放在健脾开胃、消食导滞上，消化吸收一好，胃气也就旺盛了，地图舌自然悄然退去。

治疗地图舌的中药，实际上多数是调理体质的药物，如具有补益元气的黄芪、太子参、黄精，健脾开胃的白术、茯苓、淮山药、扁豆，养阴清热的南北沙参、石斛、麦冬等。在众多药物中，黄芪、淮山药、功劳叶、仙鹤草对修补地图舌的功效值得称道。

日常生活中应注意排除和避免可能诱发地图舌的刺激因素，如不食用辛辣的刺激性食物，戒掉烟酒嗜好，尽量祛除口腔内的病灶。要保持口腔卫生，消除刺激因素，用软毛牙刷刷牙，同时应做到合理饮食，注意多吃富含维生素的食物，如新鲜水果、动物肝脏等，必要时可直接服用复合维生素 B。调节情绪也是非常重要的，因为情绪紧张或过于激动都可能诱发地图舌。要避免疲劳，调整睡眠，对月经不调的妇女要进行治疗。

有地图舌的孩子不宜吃煎炸、熏烤、油腻、辛辣的食物，如油饼、煎蛋、煎饼、烤羊肉串、辣椒、芥末、胡椒、干姜，羊肉、狗肉及其他肥肉亦应忌口。

脾胃阴虚有地图舌的孩子，虽有饥饿感而不思饮食，口渴喜冷饮，大便干，夜眠盗汗，应该多吃一些具有养阴生津的食物，如小米、麦粉及各种杂粮和豆类及豆制品；牛奶、鸡蛋、瘦肉、鱼肉这些食物含蛋白质高，微量元素多，且脂肪含量少，营养丰富而不生内热，也宜食用；水果、蔬菜应多吃，特别是苹果、甘蔗、香蕉、山楂、乌梅、西瓜等含维生素种类多的果类。

脾胃气虚的孩子，食欲减退、消瘦、肢倦乏力或活动后气喘，或稍一活动就出汗甚多，少气懒言，大便稀溏或虽成形而次数较多，睡时露睛，流口水，面色苍白或萎黄，兼有地图舌者，应给孩子吃一些能够健脾益气的食品，如粳米、薏米、山药、扁豆、莲子、大枣，既能健脾益气，又能和胃，这些食品可以做成粥服用，一方面小儿服用方便，容易接受，另一方面可以温养脾胃，健脾益气。

提醒家长，一定要保持宝宝的口腔卫生，饭后要漱口，晚上睡觉前用淡盐水漱口；脾胃功能不好的孩子饮食要注意忌口，不吃辛辣刺激、不好消化的食物；少吃零食，不吃膨化食品，不吃冷饮冰冻的食品；适当增加水果的种类和量，多吃蔬菜，尤其是深绿色、红色等颜色深的蔬菜。

（2）镜面舌：舌苔全部剥脱，舌面光滑如镜，称为镜面舌。

镜面舌是剥脱苔中最严重的情况，是由胃阴枯竭、气阴两虚至极所致。机体内脏及全身各组织器官的营养，有赖于脾胃的消化吸收，营养物质再通过脾的运化，输送至全身，包括舌部。而这种功能是否正常，可从舌象上反映出来。所以观察舌象能及时发现体内的疾病状况和正气的盛衰情况。镜面舌多见于阴液严重损伤的病证，说明身体阴虚，而阴虚多由热病之后或久病伤耗阴液，或因五志过极、房事不节、过服温燥之品等，使阴液暗耗，机体失去濡润滋养，同时，由于阴不制阳，阳热之气相对偏旺，而生内热出现一派虚热、干燥不润、虚火躁扰不宁之象。

镜面舌也是机体营养极度缺乏的征象，是由于在疾病过程中过度耗伤了人体的正气，如气、血、精、津液等物质，以至气阴枯竭而产生的。本病是因燥而起，燥有内燥与外燥之分。外感温热或者外触毒物，积而成火可导致外燥；津液或精血亏损则形成内燥。中医治疗镜面舌，应用滋阴泻火、养血解毒的方法。方以滋阴解毒汤：沙参、麦冬、元参、生地、黄芩、黄柏、天花粉、玉竹、五味子、当归、乌梅、丹参。同时，可加服麦味地黄丸、黄柏丸、逐瘀丸，均有良好的效果。

寒冬季节，在临床上经常见到病人自觉口干咽燥、口中无味、舌体疼痛，有的伴有牙龈肿痛，无舌苔，舌面光滑如镜面，即镜面舌。病情重时舌头又干又红，舌体有裂缝，饮食喝水时有疼痛感。

镜面舌多见于感染发热、肿瘤、肝硬化、心力衰竭等重症患者以及贫血的晚期阶段。另外，有消化吸收障碍，维生素、烟酸等营养元素缺乏时也可出现。西医学研究认为，由于舌上皮细胞内氧化代谢障碍，细胞大量死亡，导致除基底细胞外的舌黏膜上皮全部剥脱，使得黏膜变干，丝状乳头完全萎缩消失，从而形成镜面舌。

镜面舌在老年人中常见。老年人口腔黏膜变薄、萎缩，舌下血管周围的弹力纤维退化，对血管的支持作用减弱，就会引起舌苔改变。老年人舌体微循环障碍等原因，也可以导致这种舌象的产生。

第7天
苔质与养生

　　我们的舌苔可因身体情况不同而有不同变化,察舌为中医重要的诊断方法之一。在本周中我们共同学习了苔质,包括舌苔的厚薄、润燥、腐腻、剥落、偏全、真假等,在其中的部分内容中附有一些相关的有针对性的养生措施,总括起来可概括如下几点。

1. 按时作息

　　我们的祖先教导我们要日出而作,日落而息,这是人类生理时钟的一部分。而人体中枢体温代表脑部活动量:从清晨6点钟开始,大脑的温度会逐渐上升,午后趋于缓和,再继续升高,黄昏时达最高点,然后在天黑入夜后的两三个小时开始下降,直至凌晨出现当天脑部温度的最低点,这就是所谓的人体中枢体温。这种脑部温度变化其实就是大脑活动的表现,如钟表一样可告诉人们何时该睡、何时该醒。如果脑部无法得到适度休养,就可能会引起很多身心问题,所以我们要按时作息。良好的睡眠质量是人体消除疲劳、恢复体力的重要保证,是人体健康的重要标志,睡眠作为生命所必需的过程,是机体复原、整合和巩固记忆的重要环节,是健康不可缺少的组成部分。成人每天保证有6小时的优质睡眠就可以了,这比8小时的低质睡眠更能使人体得到更好的休息。

2. 体育锻炼

　　对于想运动却抽不出时间或是负担不起健身中心费用者,健康专家建议可先进行生活形态的体能活动。包括做家务、园艺、步行、快走、洗车、遛狗等。中医有"久视伤血,久卧伤气,久坐伤肉,久立伤骨,久行伤筋"之说,客观上要求我们坐、卧、视、立、行应相互搭配,例如看电视时尽量不要一直坐着,可站着做一些运动;能走路就尽量少搭车或电梯;坐公车回家,提早几站下车,增加运动的机会;睡前可做适度的伸展运动,有助于入睡,如果有足够的空间也可做地板运动。所以说运动不仅可以增强我们自身的防御能力，也可使人身心舒畅，保持健康的体魄，它的好处是显而易见的，当然，贵在坚持。

3. 戒烟酒

适量的饮酒可以加速血液循环，促进新陈代谢，但是，一旦形成酗酒的习惯，就无异于自我毁灭。经常大量或过量饮酒，会导致肝脏炎症、肿大，从而影响消化系统的健康。有些人企图逃避生活，对酒精的麻醉效果"情有独钟"，因为可以"借酒浇愁"，进入一个梦幻般的世界。然而酒精的麻醉是暂时性的，酒醒之后，该发生的还得发生，该面对的依旧要面对。它只能使身体垮掉，愁更愁。

抽烟、酗酒的危害是非常明显的。既损害身体，又浪费金钱，还危害社会。烟也好，酒也好，都得花钱买，是笔不小的花费，会给自己和家庭带来不必要的经济负担。另外，据统计，世界各地每年都会发生数不清的车祸，其中半数以上与当事人酒后驾车有关。至于使他人被动吸烟而造成的损害，更是无法估量。所以一定要戒掉嗜烟与酗酒这两种坏习惯。

4. 合理膳食

我们通过观察舌苔的厚薄可知病的深浅；舌苔的润燥，可知津液的盈亏；舌苔的腐腻，可知湿浊等情况；舌苔的剥落和有根、无根，可知气阴的盛衰及病情的发展趋势。

（1）舌尖红、苔黄：如果伴有面色红，咽干喜欢喝冷饮，嘴里起溃疡，心中烦躁，就是"阴虚火旺，心火亢盛"的表现。此时，应该注意保持室内空气湿润，忌食辛辣肥腻食物。平时可用麦冬、菊花、胖大海代茶饮，咽痛严重者可加金银花。还可以用背部或耳尖点刺放血法以清泻火热。或揉搓手心、足心。如果口气大，那么应该多吃容易消化的食物，如蔬菜、水果等，少吃肥腻、油炸食物，最好不喝酒、不吸烟。

（2）舌质淡、苔白：如果伴有怕冷，浑身疼，无汗，鼻塞，流清鼻涕，咽痛发痒，咳嗽出白稀痰，这就是"风寒感冒"，原因为外感风寒，毛孔闭塞，只需发汗散寒即可。

（3）地图舌：如果发现舌头有的地方有薄苔，有的地方光滑无苔，出现不规则的一块块"地图样"，这叫"地图舌"，别紧张，如果没有任何不适感觉，就不需治疗，可能只是生理现象。如果长期有胃病或其他慢性病，以前从未见这样的情况，出现"地图舌"则多属阴虚表现，在治疗原发病的同时，可喝西洋参茶（每天 9 克，沸水冲泡，频饮）促进自愈。

5. 其他

如果宝宝舌苔白厚，往往是饮食不节或消化不良的征兆，此时可给孩子服用小儿化食丸、小儿启脾丸、藿香正气丸等中成药进行开胃。中老年人，尤其是体形肥胖的父母，如舌根部发麻，食指、中指发木，口角流涎，这多为中风的先兆，可能由脑组织缺血引起。遇到这种情况，应尽快带老人去医院就诊。患有高血压或痔疮的病人，常常出现黄而干燥的舌苔，伴有大便秘结不通。这时应服用一些泻药，如麻仁润肠丸，也可用番泻叶泡水代茶，使大便保持通畅。感冒发烧后期，舌苔少、舌色深红，这是热邪伤阴所致，此时可服用一些滋阴清热的中药调理。更年期的妇女，如果舌头两侧多见有瘀血点，并伴有情绪急躁，这是机体内分泌代谢紊乱、色素沉淀所引起的。这时可以服用一些疏肝理气的中药，如舒肝丸、逍遥丸等，可较快取得疗效。

舌通过经络与五脏相连，因此人体脏腑、气血、津液的虚实，疾病的深浅轻重变化，都能客观地反映于舌象，通过舌诊可以了解脏腑的虚实和病邪的性质、轻重与变化。"看舌头，识健康"，也是日常生活需掌握的常识之一。

辨析苔色

上周论述了有关苔质的内容，这一周重点论述苔色。舌有舌色，苔有苔色，苔色即为舌苔的颜色。本章选取白苔、白灰苔、黄苔、黑苔、蓝苔、霉酱苔及苔色与养生7个部分。

第**1**天
白　苔

在前面舌诊的注意事项中我们提到过，很多因素如食物、药物、季节等，都会对苔色产生一定的影响。如某些食物或药物，会使舌苔染色，称为"染苔"，有时也可影响舌质变化。应用肾上腺皮质激素、甲状腺激素，可使舌质较红；接受化疗的肿瘤患者一般舌苔少，或较干燥；长期应用广谱抗生素可使舌上出现黄褐色、灰黑色舌苔或无舌苔；一些含化片可将舌苔染成黑色；黄连素、核黄素可将舌苔染成黄苔；食花生米可使白苔增厚变腻；食绿色蔬菜如黄瓜、茴香等可染绿苔；儿童食口香糖、冷食或饮料也易染成各色舌苔。正常舌象，往往随不同季节和不同时间而稍有变化。如夏季暑湿盛时，舌苔多厚，或有淡黄色；秋季燥气当令时，苔多薄而干；冬季严寒，舌常湿润。再如晨起舌苔多厚，白天进食后则舌苔变薄；刚刚起床，舌色可见暗滞，活动之后，往往变得红活。所以大家在看苔色的时候，一定不要忽略这些因素。

1. 白苔特点

白苔为舌苔之本色，是最常见的苔色，其他苔色均可由白苔转化而成。顾名思义，白苔就是指舌面上所附着的苔垢呈现白色。白苔有厚薄之分，苔白而薄，透过舌苔可看到舌体者，是薄白苔；苔白而厚，不能透过舌苔见到舌体者，是厚白苔。

薄白苔，苔白而薄，铺于舌面，颗粒均匀，干润适中，透过舌苔可以看到舌体。薄白苔的形成，主要由于口腔咀嚼、吞咽与唾液、饮食的综合作用，使舌黏膜丝状乳头间的物质与角化上皮不断被清除脱落，使舌苔仅有薄白一层。

舌苔薄白，舌色淡红清润，是正常舌苔，当为"胃中生气所现"。说明先天精气充沛，后天脾胃通调，五脏得养，故能唇红齿白，口吐莲花。

2. 白苔兼夹证候表现

当风寒、风湿、寒湿等六淫之邪（六淫指：风、寒、暑、湿、燥、火）

侵入人体，病尚在表（表浅或初期），还未里传（加重或发展），且病邪（病情）较轻，脏腑之气（内脏功能）未伤时，舌苔多见薄白苔。故中医有"薄白苔主表"之说。正如《辨舌指南》中说："凡舌苔白润而薄，邪在卫分（中医按卫、气、营、血由浅入深划分病情深重的四个层次，卫分为最轻的层次），可汗（发汗法），……如麻黄羌活之类"。

（1）若舌苔薄白而润滑，舌质正常，伴有恶寒发热，肢体酸痛，头项强痛，无汗或少汗，脉浮紧，多属外感风寒证，此时可用散寒解表的麻黄汤加减。

（2）若风温入肺，或外感风寒化热，邪气伤肺，肺之气阴两伤，气虚则无以化津，津少则无以润舌，苔因失濡养而干燥，舌苔就会表现为薄白而干。

（3）苔薄白也可能是阳虚内寒的表现。有些人面色㿠白，畏寒肢冷，腰膝酸软，甚则腹中冷痛，水谷失运，下利清谷，严重者会出现五更泻，这就是脾肾阳虚的表现。若舌质淡胖而有齿痕，脉沉迟细弱，或见面浮肢肿，或小便频数，则是脾肾阳虚，兼有水饮内停的表现。若苔白如雪花片而舌质干枯者，称为"雪花苔"，提示脾冷。

（4）若舌苔色白而厚，颗粒坚紧或疏松，或布满全舌，亦可边尖较薄，中、根部较厚，则称为厚白腻苔。厚白腻苔多由中焦脾胃的阳气不振，以致饮食停滞，或为湿浊痰积之候。《辨舌指南》云："舌苔白腻，胸膈闷痛，心烦干呕；时欲饮水，水入则吐，此热因饮郁，宜辛淡化饮。"厚白腻苔主湿、主痰、主寒。

（5）若外感寒湿，患者头疼头重，或腰脊重痛，或一身尽痛，"寒则令色白，湿则主腻苔"，因寒湿在表，故舌苔可呈薄白而腻，治当温散寒湿，可用羌活胜湿汤治疗。

（6）若外感秽浊不正之气，毒热内盛，湿热伏于膜原之间，则舌上满布白苔，如白粉堆积，扪之不燥，称为"积粉苔"。说明湿浊上泛，阳气被郁，治宜化湿辟浊兼清热，方用达原饮加减。

（7）若患者呕吐清水痰涎，胸脘满闷，不思饮食，头眩心悸，或呕而肠鸣，苔白腻，脉滑，则为寒饮内停，脾阳不振。治宜温阳醒脾行水，方用温脾汤加减。

（8）如果舌苔色白，可薄可厚，颗粒粗糙而疏松，干燥且质硬，望之如砂石，扪之糙手，即为白糙苔；若颗粒较细，质地板硬，布有纵横裂纹，称白苔燥裂。想象一下当年十日横空，暴阳肆虐，河流干涸，大地龟裂之状。

此舌苔多见于急性温热病，燥热暴起，津液暴伤，真阴将竭，而苔色尚未及转黄之时。正如《舌鉴辨正》所言："白苔燥裂舌，乃因误服温补，灼伤真阴，无黄黑色者，真阴将枯竭，舌上无津，苔已干燥，故不能变显他色"，治宜生津泻热。若苔虽白裂，却不甚干，则常见于暑温，暑热伤气，内夹湿浊，治宜清暑益气。临床多见于外感热病和急性传染性疾病人的舌象。

3. 总结

白苔一般常见于表证、寒证。苔薄白而润，可为正常舌象，或是表证初起，或是里证病轻，或是阳虚内寒。苔薄白而滑，多为外感寒湿，或脾肾阳虚，水湿内停。苔薄白而干，多由外感风热所致。如果苔白如雪花片而质干枯者，称为"雪花苔"，提示脾冷。但在特殊情况下，白苔也主热证。苔白厚腻，多为湿浊内停，或为痰饮、食积。苔白厚而腻，主痰浊湿热内蕴；如舌上满布白苔，如白粉堆积，扪之不燥，为"积粉苔"，是由外感秽浊不正之气，毒热内盛所致。常见于温疫或内痈。再如苔白燥裂如砂石，扪之粗糙，称"糙裂苔"，皆因湿病化热迅速，内热暴起，津液暴伤，苔尚未转黄而里热已炽，常见于温病或误服温补之药。

看到这里，相信大家对白苔已经了解很多了。不过，一定要记得，在实际情况中，不仅要看苔色，还要结合舌质、舌面润燥及其他证候审查病因，切勿顾此失彼。

第2天
白灰苔

灰苔即浅黑色，常由白苔晦暗转化而来，也可与黄苔同时并见。严格来讲，舌苔灰与舌苔黑之色泽、主病不尽相同。然苔色渐黑即为灰；苔色深灰则为黑，苔灰主病略轻，苔黑主病较重，随病情发展与转归，两者又密切相关。《辨舌指南·辨舌之颜色》曰："灰色苔者，即黑苔之轻也。加以青黄和入黑中，则为灰色也，当与黑苔同治"。舌上苔色呈现灰中带黑者，称"舌苔灰黑"。

1. 白灰苔特点

一般情况下，白灰苔主里证，但尚有寒热之分。常见于里热证，也见于寒湿证。

舌苔灰黑而滑者，此寒水侮土。太阴中寒证也。……宜理中汤主之。如杂症而现黑滑苔者，必是湿饮伤脾，宜温中和脾逐饮治之。

——《伤寒指掌·察舌辨症法》

可见灰苔湿润，多为痰饮内停，寒湿内阻；若苔灰而干，多属热炽伤津，见于外感热病，或为阴虚火旺，见于内伤杂病；邪热传里、时疫、郁积、蓄血等，均可见灰苔。临床还需结合舌质、舌面润燥及其他证候审察辨证。

2. 白灰苔兼夹证候表现

（1）如果病人的舌苔为灰苔湿润，表现的症状可能为呕吐清水痰涎，胸脘满闷，不思饮食，头晕心悸，或呕而肠鸣，脉滑，此即为痰饮内停，寒湿内阻。黑色为北方寒水之本色，灰为黑之轻也。阳虚寒盛，寒水反侮脾土，即伤寒所言太阴中寒证。宜服理中四逆之类方。舌苔黏腻者，脾土既伤，水津不布，停而为湿，聚而为痰，痰饮又伤脾土。故温中和脾之中加入利湿逐饮之品，则事半功倍。

（2）如果病人因为外感热病，热炽伤津，津液亏虚，那么反映到舌苔上就是苔灰而干。这里的热是实热。同时病人还可能会有眩晕、头胀、烦躁不安、口干口苦、面红目赤、便秘溲赤的症状。如果气分热盛，则会壮热、大汗出、口渴、脉洪大。治宜白虎汤，用大寒之石膏清解气分大热。如果热入营血，严重者甚至会出现斑疹隐隐，吐血衄血等。不过这时候舌色就是以绛为多了。治宜犀角地黄汤之类，以凉血散瘀。叶天士《温热论》关于温热病的卫气营血辨证言语精妙："大凡看法，卫之后方言气，营之后方言血。在卫汗之可也；到气才可清气；入营犹可透热转气，如犀角、元参、羚羊角等物；入血就恐耗血动血，直须凉血散血，加生地、丹皮、阿胶、赤芍等物。否则，前后不循缓急之法，虑其动手便错，反致慌张矣。"可为温热病辨证的纲领。

（3）如果病人素体阴虚，精亏血少，阴不制阳，阴虚阳亢，虚火内生，也会出现灰苔而干。此时的热则是虚热。《内经》云："年过四十，阴气自半。"年龄增长，或久病之后，或房事不节等，均易耗损真阴。由于现代人不良的生活习惯，如熬夜、减肥等，或过长时间脑力劳动，都会损耗真阴，所以现代人多阴虚体质。阴津的主要功能，除了滋养、濡养各脏腑组织外，还负责制约阳气，以免阳气外露。阳气是以热、动、升为特点，阴分则以寒、静、降相对应。若阴亏虚，无力制约阳，人体会出现阳偏盛的虚热状态，所谓"阴虚则生内热"。同时临床上可能会出现五心烦热、颧红、失眠盗汗、口燥咽干、眩晕、耳鸣、牙痛、骨蒸潮热、大便干结、小便短赤等症状。脉象以细数者为多。治疗上要标本兼顾，滋阴生津以治本，清热以治标。

3. 总结

灰苔干燥，主阳明腑实，阴液已伤，若腑实证在，治宜苦寒攻下；若无腑实证候，脉细数，治宜甘寒救液。若灰苔黏腻，主痰湿内阻，温病兼挟痰湿之证，或伴其他险恶证候，还当细辨，治宜温中燥湿，芳香清化。灰苔滑润，兼吐利脉细，主阳虚有寒之阴证，治宜温阳祛寒，如四逆汤、理中丸等。

第3天

黄苔

黄苔，顾名思义，就是舌苔呈现黄色。黄苔为常见的病理舌苔，在部分健康人中也可见到黄苔。

根据苔黄的程度，有淡黄、嫩黄、深黄、焦黄之分。淡黄苔又称微黄苔，苔呈浅黄色，多由薄白苔转化而来；深黄苔又称正黄苔，苔色黄而深厚；焦黄苔又称老黄苔，是正黄色中夹有灰黑色苔。黄苔多分布于舌根及正中间部分，亦可满布全舌。如前所述，黄苔也可与其他苔色如白苔兼见，而各种黄苔中又有厚薄、润燥、腐腻等苔质的不同。

关于黄苔的形成机制，现代研究多认为与体温升高、炎症感染、消化道功能紊乱、舌苔微生物有关。

其中黄苔与感染炎症及发热而导致消化功能紊乱关系最大，由于舌局部丝状乳头的增殖，口腔唾液腺体分泌减少，加上局部着色作用，舌的局灶性炎症渗出，以及产色微生物作用，共同形成黄苔。

1. 黄苔特点

黄苔主脾胃病、主里证、主热证。《舌鉴辨正·黄苔总论》认为："黄苔，表里实热证有之，表里虚寒证则无。"邪热熏灼令苔现黄色，淡黄为热轻；深黄为热重；焦黄为热极。舌尖苔黄，为热在上焦；舌中苔黄，为热在胃肠；舌根苔黄，为热在下焦；舌边苔黄，为肝胆有热。

外感病舌苔由白转黄为表邪入里而化热，在伤寒则属阳明，在温病则属气分。而表证、虚寒证亦可见黄苔，若薄白带淡黄苔，为风热表证或风寒在表化热。若淡黄厚苔，为胸腔湿热，气滞不宣；若舌淡胖嫩，苔黄滑润，为阳虚水湿不化。故《伤寒指掌》说："白苔主表，黄苔主里，太阳主表，阳明主里，故黄苔专主阳明里证。辨证之法，但看舌苔带一分白，病亦带一分表，必纯黄无白，邪方离表入里。"因此说，黄苔主里是基本的，但不是绝对的。

2. 黄苔兼夹证候表现

（1）薄黄苔就是舌上苔呈黄色，薄白中带有浅黄苔，色淡黄。正常人的黄苔主要为薄黄苔，薄黄腻苔。厚黄腻苔发生随年龄而增长。薄黄苔多由白苔转来，示病变已由寒化热，由表入里。《伤寒论本旨》中说："凡现黄苔浮薄色淡者，其热在肺，尚未入胃。"其中，言肺，指肺气所主之卫分（中医按卫、气、营、血由浅入深划分病情深重的四个层次，卫分为最轻的层次），即病犹在表；言胃，则属里证。

（2）若苔薄黄而润，多由表邪初入里，里热不甚，津液未伤；可伴有发热头痛、咽干乏力、咳吐黄痰等症状，治宜清热透表，常用的中成药有银翘解毒丸、银翘解毒冲剂、银黄口服液、芎菊上清丸、清热解毒口服液、养阴清肺丸、双黄连口服液等。

（3）若舌苔薄黄而干，则当辨病人不恶寒反恶热，为伤寒外邪初入阳明之里，或温热之邪欲入气分，为胃家热而未实，热邪伤津之证。可伴有发热重恶寒轻、咽痛、咳吐黄痰等症状。宜甘寒轻剂以濡养津液，常用的中成药有金莲清热冲剂、银翘解毒冲剂等。

（4）苔淡黄而润滑多津者，称为黄滑苔。质地滑润，色泽明亮，刮之可去。黄滑苔的形成多为阳虚寒湿之体，脾阳不振，水饮内停，痰饮聚久化热。或为气血亏虚，复感湿热之邪所致。《舌苔统志》曰："淡红舌满布黄苔，为湿阻中州。滑者寒湿，腻者湿热。"说明在苔黄而润时，根据舌上水津的多少，可以判别病变的寒热性质。一般黄滑苔的舌质为淡白色，舌体胖大，或边有齿痕。

（5）黄燥苔是指舌象为苔色黄干而少津（津液），属邪热伤津之病变。苔黄而干燥，甚至苔干而硬，颗粒粗大，扪之糙手者，称黄糙苔；苔黄而干涩，中有裂纹如花瓣状，称黄瓣苔；黄黑相兼，如烧焦的锅巴，称焦黄苔。均主邪热伤津，燥结腑实之证。

黄燥苔主病邪热传里，治宜泄热清里。气分热盛津伤，宜辛寒清气，泄热保津。实热里证，热结脏腑，宜苦寒攻下以泄热救阴。热退津伤，治宜甘寒生津。因黄燥苔多合并有复杂的主病，所以用药也要根据病情来定。

（6）黄腻苔是指苔色黄而质黏腻，颗粒紧密胶黏，如黄色粉末调涂舌面。黄腻苔由邪热与痰涎湿浊交结而形成。苔黄为热，苔腻为湿，为痰，为食滞。黄腻苔主湿热积滞，痰饮化热或食滞化热等证；亦主外感暑热，湿温等证。治宜清热，化湿，祛痰。

另外，辨黄腻苔，尚应注意结合舌质。若淡红舌，黄苔满布舌面，苔色润泽不燥，边尖兼少许白苔，这是因外邪传里化热，进入阳明胃腑而生，主热入阳明证、气分湿热证、肝胆疾患及尿路感染、多种发热疾病，治宜清热解毒，疏通表里。若红舌伴黄腻苔，中厚而边薄，紧密细腻，根部尤甚，则多因热痰互结，或湿邪入里化热，或温热之邪结于胃肠，尚未至阳明燥实。若舌色深红发绛，则又为营热深重之候，主热痰互结，中焦湿热，胃肠宿食等证，治宜清热化湿，涤痰导滞。若舌质紫，苔色灰黄而厚，苔润而不燥，即为寒热错杂，热从寒化，或寒从热化之危重之候，多因热病不愈，心阳暴衰，停痰厌饮久久不愈，兼感外邪，入里化热，或盛夏炎热，恣食生冷而发中寒霍乱，或阴盛于内，逼热上浮，或素体内有瘀血，又感邪化热，故可主真寒假热，心肾阳衰，霍乱吐泻，哮喘诸证，治宜温通心肾，回阳救逆，清热祛湿，活血化瘀。若紫暗舌，黄腻苔，舌体胖，舌面满布黄苔，夹有白苔，中根较厚，其色黄而厚腻，其形成可因阴证伤食，可因痰湿内郁，可因寒邪凝滞，可因湿食阻滞中焦，气血郁阻，亦有湿热与胃肠糟粕搏结之证，治宜温阳健脾，活血消积，临床多见于急慢性胃肠炎、胆囊炎、尿毒症等病人的舌象。此类舌象的病人一般病情较复杂，治疗宜辨证施药。

第4天

黑 苔

　　黑苔，顾名思义，是指舌苔色黑，即深灰色，较灰苔色深。黑苔多由焦黄苔或灰苔发展而来，一般很少见到。黑苔的分布，在人字界沟附近苔黑较深，越近舌尖，颜色渐浅。黑苔常出现于疾病严重阶段，多在疾病持续一定时日、发展到相当程度后才出现。一般认为，黑苔一旦出现，所主病证无论寒热，多属危重。但是，具体情况具体分析，有的人黑苔是由吸烟所染黑，一定注意鉴别，切勿贻笑大方。

　　黑苔主阴寒内盛，或里热炽盛。正如《舌鉴辨正·黑舌总论》所云："凡舌苔见黑色，病必不轻，寒热虚实各证皆有之，均属里证，无表证也。"黑苔既可见于热性病中，亦可见于寒湿病中，但无论寒热均属重证，黑色越深，病情越重。如《敖氏伤寒金镜录》说："舌见黑色，水克火明矣，患此者百无一治。"又说："若见舌苔如黑漆之光者，十无一生。"但亦有苔黑而病轻，甚至无明显症状者，如吸烟过多者，可见舌苔灰黑。

1. 黑苔特点

　　苔质的润燥是辨别黑苔寒热属性的重要指征。在寒湿病中出现灰黑苔，多由白苔转化而来，其舌苔灰黑必湿润多津；在热性病中出现，多由黄苔转变而来，其舌苔灰黑必干燥无津液。

　　《中医舌诊·诊察苔色》中辨黑苔，灰黑色为黑中带紫，乃邪热在三阳经；淡黑色为黑中带白，属寒湿在里；若苔薄而黑如烟煤之色，属中焦阴寒；若中黑而边白质润，为虚寒夹湿，多见脾阳不振，或水饮内停；若白苔中满生干黑芒刺，当分润燥；如湿润不碍手，剥之即净，属真寒假热，如干糙而刺手，为寒邪化热，为十二经皆热极；若舌黄边黑腻苔，为湿热内蕴之征，嗜酒之人尤多见，治当燥湿清热。

2. 黑苔兼夹证候表现

（1）若黑灰滑腻苔，为寒湿浊邪停于胃肠之象，此种舌象，舌边舌尖部呈白腻苔，而舌中舌根部出现灰黑苔，舌面湿润。此种苔象主寒饮痰湿。其形成多为阳虚寒湿内盛，或痰饮内停。脾肾阳虚，寒湿内蕴，多有面色晦滞，畏寒怕冷，下肢欠温，腹泻或大便稀溏的症状。甚者可能会出现小便不通、短少，色清，兼有呕吐清水，脉沉细或濡细等，称为关格。此为阳虚导致膀胱气化不利，加之湿浊毒邪犯胃而致，治宜温中燥湿，芳香清化。《苏沈良方》中的健脾散对此种寒湿所致泄泻，尤其是老年脏泄效果良好。温脾汤寒热并行治寒积，吴茱萸汤温胃散寒又有下气降浊之功，都是治疗阳虚寒湿的对证方剂。

（2）若黑苔分布于舌之左右，中为白苔，舌色正，干润适中，为寒实证，为中焦虚弱，外袭之寒邪入于胃腑，致饮食停积不运；主中焦寒实，脾胃虚弱，治当温中散寒。《金匮要略·腹满寒疝宿食脉症并治》曰："心胸中大寒痛，呕不能饮食，腹中寒，上冲皮起，出见有头足，上下痛而不可触近，大建中汤主之。"此阴盛阳虚之腹痛，舌苔多为白滑，但舌边可见黑苔，正为外袭之寒邪入里之证。而用大建中汤治之正是用较强之辛甘温热之品补虚缓急，散寒止痛。

（3）温病中的黑苔，大多由黄苔或灰苔转变而来，温病中出现黑苔，一般说来病情已经危重。应注意观察黑苔的厚薄、润泽及舌质的变化。

（4）舌苔黑厚，干燥起刺，糙涩无津，多为阳明腑实，肾阴耗竭之征象。所谓阳明腑实，就是阳明病，病邪入里化热，燥热与肠中糟粕搏结，劫耗津液，燥结成实的病理变化。无论外感内伤，此种苔象均为热极津枯之征，治疗宜急下存阴。《伤寒论》中有三急下证，其一："伤寒六七日，目中不了了，睛不和，无表里证，大便难，身微热者，此为实也，急下之，宜大承气汤。""目中不了了"为肝阴被劫之象，睛不和为肾精枯竭之象，其病理是燥热亢极，阴精将竭且燥热上燎空窍，燔灼目系，连及脏腑，将有风动厥逆之变。本证燥屎虽少，但燥热甚，阴精欲竭，宜急下存阴。其二："阳明病，发热汗多者，急下之，宜大承气汤。"此时的汗多为真阴作汗，油汗欲竭，故当急下。其三："发汗不解，腹满痛者，急下之，宜大承气汤。"此时的腹满痛为肠津耗竭，无水舟停，腹痛较为剧烈，且呈持续性加重，故治宜急下之以存津液。

（5）另外，若舌苔干薄，色黑而燥，舌红绛，为邪入下焦，耗伤真阴，心火亢盛之征象。若舌面无明显黑色苔垢，仅见薄薄黑晕，有如烟煤隐隐，为中阳不足，阴寒渐生，兼有阴津耗伤。苔黑而干，舌淡白无华，为湿热化燥损伤肠络，便血量多所致。

（6）苔黑黄者，为霉酱苔，多由胃肠素有湿浊宿食，积久化热，熏蒸秽浊上泛舌面所致，亦可见于湿热夹痰的病证。关于霉酱苔，具体的我们会在"第6天"内容单独来谈。

第 **5** 天

蓝 苔

　　蓝苔，即舌苔呈现蓝色。在临床上，蓝苔是一种极少见到的苔色。一般蓝苔的出现，昭示着病情的危重，以及愈后的不良。

1. 蓝苔的特点

　　《伤寒舌鉴·蓝色苔舌总论》有言："蓝色苔者，乃肝木之色发见于外也。"认为青蓝色乃东方肝木之色。舌苔呈现蓝色，说明肝阴被劫，筋脉失养，而至肝阳上扰，肝风内动。根据病情程度的不同，愈后也不同。"伤寒病久，已经汗下，胃气已伤，致心火无气，胃土无根据，肺无所生，木无所畏，故乘膈上而见纯蓝色，是金木相并，火土气绝之候，是以必死。如微蓝，或稍见蓝纹，犹可用温胃健脾，调肝益肺药治之。如纯蓝色者，是肝木独盛无畏，虽无他证，必死。"

2. 蓝苔兼夹证候表现

　　（1）苔现纯蓝色，最为凶险，多与镜面舌共见，是肝木独盛之象，也就是说肝阴欲竭，气血极亏，筋脉无所濡养，而现神倦瘛疭。《舌诊问答》中有"蓝苔舌面光如镜，肝肾先摧命必休"的歌诀。指出此证的根本是肝肾阴虚，极难治疗，愈后不佳。

　　（2）若苔上仅有蓝纹，是脾胃阳虚的表现。《伤寒舌鉴》有言："舌见蓝纹，乃胃土气衰，木气相乘之候，小柴胡去黄芩，加炮姜。若因寒物结滞，急宜附子理中、大建中汤。"

　　（3）若舌苔上现微蓝色，是热邪炽盛，肝阴被劫。治疗宜清热解毒，平肝熄风。

　　（4）其他，如《敖氏伤寒金镜录》云："蓝色者，绿与青碧相合，犹染色之三蓝也。如微蓝而不满舌，是邪热鸱张，肝液被灼之候，治宜平肝熄风化毒为主。如全舌滑腻中见蓝色者，为湿痰或痰饮化热之候，治宜清化为主。如瘟疫及湿温，热郁不解，而见蓝苔者，治宜芳香清泄。若光蓝无苔，不论何症何脉，皆属气血极亏所致，法在不治。若舌滑中而见蓝色苔者，邪热传入厥阴，阴液受伤，法在不治。若孕妇舌见纯蓝者，胎死腹中也，宜急下之。若蓝色而有苔者，是脏腑被热伤气分，以致经不行血，其症则颠狂怒骂，时哭时笑，大热大渴，捶胸惊怪不等，治宜十全苦寒救补汤，倍生石膏、黄连急投之。"

第6天

霉 酱 苔

　　想必大家都见过霉酱，霉酱苔，顾名思义，就是指舌苔呈红中发黑，又带黄色，像豆子发了霉，类似霉酱颜色的舌象。

　　关于霉酱苔主病，一般认为此苔常见于夹食中暑或内热久郁，主湿热病日久者。根据病重的程度、病邪所在部位和邪正盛衰的不同，又有湿热宿食、久郁互结，风中脏腑、脏腑实热，热入心包、高热伤津之分。

　　《伤寒舌鉴》霉酱色苔舌总论："霉酱色苔者，乃夹食伤寒。一二日间即有此舌，为寒伤太阴，食停胃腑之证。轻者苔色亦薄，虽腹痛，不下利，桂枝汤加橘、半、枳、朴。痛甚加大黄。冷食不消加干姜、浓朴。其苔色浓而腹痛甚不止者，必危，舌见酱色，乃黄兼黑色，为土邪传水，症必唇口干燥大渴，虽用下夺，鲜有得愈者。"夹食伤寒，指伤寒兼有食滞，《伤寒全生集·审证问因察形正名》曰："若头疼身热，恶寒拘急，恶心，中脘痞满，或吐或呕，或痛或泻，则知挟食伤寒也。"病因或先伤食而后感寒，或先受寒而后伤食，或病势稍稍好转，强与饮食，致重复发热，变证百出，而为夹食伤寒。很多人都有一个误区，认为生病了体质虚弱，要增加营养，所以鸡鸭鱼肉、鲍鱼燕窝，竭尽所能为病人改善饮食，可是此时病人脾胃虚弱，强与饮食，徒伤正气，以至于生出变证。所以生病的时候饮食还是清淡些比较好。夹食伤寒的病人一般还会伴有头痛身热，恶寒无汗，胸痞恶心，嗳腐吞酸，甚或呕吐泄泻，或脘闷腹痛，剧则昏厥不语等症状。治疗上宜根据辨证，选用枳实栀子豉汤、香苏葱豉汤、藿香正气丸、大承气汤等方。

　　这种苔象在儿童比较多见，他们的舌苔厚腻垢浊不化，且多伴便秘腹胀，这是体内宿食内滞，中焦气机阻滞，积久化热的表现，应给予清热化湿的治疗。饮食要清淡。《伤寒舌鉴》曰："伤寒不戒荤腻，致苔如酱饼浮于舌中，乃食滞中宫之象。如脉有胃气，不结代，嘴不干，齿不燥，不下利者，可用枳实理中汤、加姜汁炒川连。也就是说，若舌苔揩去复长仍前者，必难救也。"也就是说，若舌苔刮去复长，说明湿热日久，病势绵延，比较难治。又云："舌见霉色，乃饮食填塞于胃，复为寒邪郁遏，内热不得外泄，湿气熏蒸，罨而变此色也，其脉多沉紧，其人必烦躁腹痛，五七日下之不通者，必死。太阴少阴气绝也。"这是说的危证，病情严重，或者后期湿热伤阴，脏腑实热。

湿热与宿食往往夹杂为病。"舌霉色中有黄苔，乃湿热之物郁滞中宫也，二陈加枳实、黄连。若苔干黄，更加酒大黄下之。"湿热困脾，能阻碍脾胃气机升降，影响脾胃运化水谷的能力，形成食积。而宿食内停，又能聚而化湿生热。故治疗时往往清利湿热与消食化积同用，双管齐下，方能显效。

霉酱苔在临床上比较少见，我们就讲到这里。讲到这，一般的常见苔色我们就讲完了，那么如何用学到的知识正确地指导养生呢？

第7天
苔色与养生

在这周内，我们对苔色已经有了明确的认识，那么，如何利用苔色的变化来调理自己的身体呢？

对于临床上常见的舌苔，大致以白苔、黄苔、灰苔、黑苔 4 种为多见，所以针对这几种舌苔我们现具体分述如下。

1. 饮食调理

（1）白苔：多提示为寒证，但有时也见于热证。舌苔薄白而润，多为外感风寒，病犹在表；舌淡苔白多为寒证；若白苔满布如积粉的，为积粉苔，多由外感秽浊不正之气，毒热内盛之征，常见于瘟疫，亦见于内痈之证。

白苔的出现，多提示身体已被寒邪侵袭，此时要提防因寒邪未得到及时的治疗，而转化为热邪，如果这样的话病情就加重了。所以一旦出现感冒症状应及时就诊，以防延误病情。平日里对于那些抵抗力差的人群来说，首先应注意气候变化，防寒保暖，饮食不宜肥甘、辛辣及过咸，嗜酒及吸烟等不良习惯尤当戒除，避免刺激性气体伤肺。适当参加体育锻炼，以增强体质，提高抗病力。配合保健操按摩治疗，如面部迎香穴按摩，夜间足三里艾熏等。此外根据病情的需要选食梨、胡萝卜、山药、百合、枇杷等。

（2）黄苔：多提示里证、热证。一般来说，苔色越黄，热邪越盛，淡黄色为热势较轻，深黄色为热势较重，焦黄色多为热势焦结。苔黄而滑者，多属湿热；薄黄而干，表示热邪伤津；如黄燥而生黑刺，或中有裂纹者，多是热结已深，气阴已耗。

如热证已发生，应清淡饮食，多食蔬菜，忌油腻厚味，比如说菠菜、芹菜、豆芽菜等最适宜。其中菠菜具有滋阴润燥、舒肝养血的作用，是春天里最适合养肝的蔬菜，而且菠菜利于肠胃，有助于人体排毒，促进人体新陈代谢，增进身体健康。菠菜性凉，对口臭、大便干硬的上火症状也会有较好的缓解效果。此外，豆芽菜也具有清热的功效，有利于肝气疏通、健脾和胃。绿豆芽性凉，具有清热解毒、利尿除湿的作用，适合口干口渴、口腔溃疡、小便赤热、便秘、目赤肿痛等人群食用。平时要注意喝水，多喝凉白开水是去火的好方法

（3）灰苔：主里证，就寒热而言，既主寒，也主热。灰为黑之渐，黑为灰之甚。故灰苔与黑苔只是程度的差异，而没有本质的不同。灰苔与黑苔的形成机理和临床意义基本相同，而且可以相互转化，也常常合并出现。由灰苔转为黑苔，无论属寒属热，都示为病情加重，由黑苔转为灰苔，则说明病情减轻。

灰苔是白苔或黄苔向黑苔转化的中间状态，反映体质受痰湿等有形之邪侵袭较甚、较深，同时伴有气阴亏虚等正气虚弱的状态，大多出现于慢性病患者，是体质趋于恶化的一种前驱症状。所以说，灰苔的出现至少表明身体已经处于亚健康状况，需要及时准确的进行调理，以防体质继续恶化甚至转为黑苔，演变为更加复杂深重的大病和疑难病证。饮食应选用清热利湿的食品。此外，可选用百合汤、雪梨、西瓜等有滋阴降火、生津作用的膳食，忌吃辛温的食品，如羊肉、洋葱等。

（4）黑苔：多主热极又主寒盛。病情较重时多见。若苔黑而润滑，舌质较淡白，多为寒极；若舌苔黑，干燥少津，甚则舌生芒刺，多为热极伤阴，阴津耗伤之证。总之，苔之润燥，是辨别黑苔主病属热属寒之关键。

2. 其他方法

除了在饮食上注意养护之外，我们还应从下面的几个要点中学会养生与预防。

（1）"治未病"：中医所强调的养生就是"治未病"，是通过养精神、调饮食、练形体、慎房事、适寒温等各种方法去实现的，是一种综合性的强身益寿活动。中医学在长期的发展过程中形成了较为完善的预防学思想和有效的防治原则。早在《内经》中就提出了"上工治未病"的理念。"治未病"是中医药奉献给人类最先进、最超前的思维，实质是"人人享有健康"，即发挥中医学特色和优势，以"治未病"为核心，有效地提高人类的健康水平，

促进社会的发展。养生文化和养生学与社会医学、心理医学、预防医学、行为科学，甚至是天文地理等等都有很大的关系。"上知天文，下知地理，中知人事，可以长久"。能否健康长寿，不仅在于是否懂得养生之道，而更为重要的是能否把养生之道贯彻应用到日常生活中去。

（2）保持平衡：养生要注重五个方面的平衡。分别是人与自然的平衡、人与社会的平衡、人体阴阳的平衡、人体脏腑的平衡、气血经络的平衡。其中，人们尤其要注意人与社会的平衡。健康的生活习惯和心态是最为重要的。常观天下之人，"凡温和者寿，质之慈良者寿，量之宽宏者寿，言之间默者寿"。盖四者，仁之端也，故曰"仁者寿"。总结起来，就是温和、善良、宽宏、幽默的人多长寿。

简言之，保持良好的心态，养成规律的作息，防患于未然，还怕疾病来困扰我们吗？

辨析口味

关于口中气味变化，一般放在问诊中。舌是人体的味觉器官，所谓"脾胃不病，则口中清和而无味，木郁则酸，火郁则苦，金郁则辛，水郁则咸"。本周内容列举常见口味如口甜、口苦、口酸、口淡、口咸等，再加上与之相关的口渴、口臭，通过这些症状的变化，有助于了解人体阴阳盛衰的情况。

第1天

口　渴

自利不渴者，属太阴。

——《伤寒论》

口渴，即口中干渴的感觉。

口渴与不渴，这一条症状非常重要。渴（渴，还分喜饮冷水还是喜饮热水）与不渴，可以最直接地体现人体津液的多少，津液的输布是否正常，尤其是在《伤寒论》里，"口渴"这条症状被仲景运用得极其灵活，有时候被用来对证候定义，如"太阳病，发热而渴，不恶寒者名曰温病"；有时候被用来作为鉴别诊断，如"伤寒，汗出而渴者，五苓散主之；不渴者，茯苓甘草汤主之"；有时候用来作排除诊断，如"伤寒八九日，风湿相抟，身体疼烦，不能自转侧，不呕，不渴，脉浮虚而涩者，桂枝附子汤主之"，像这样的例子，《伤寒论》里面比比皆是。具体可以分以下几个方面。

1. 口不渴

正常状态下，阴阳调和，津液输布正常，口是不渴的，也就是说口不渴可见于正常人。但有些人一天到晚从来都不渴，根本不会主动喝水，这样的人多是阳虚水盛，这时候患者的舌象多数情况下比较湿润，甚至伸出舌头口水就自己滴下，中医称为"水滑舌"，在治疗上我们就要温阳化水，比如真武汤，就是常用的方剂，还有小青龙汤，"伤寒心下有水气，咳而微喘，发热不渴，服汤已渴者，此寒去欲解也，小青龙汤主之"。

2. 口渴

患者口渴，最常见的情况就是由于人体阴液亏虚，渴欲饮水自救，多数情况下需要滋阴清热。但事实往往也没那么简单，口渴欲饮还要分想要喝热水还是冷水。

（1）大渴喜饮冷水，发热，汗出，脉洪大，为热在气分，这时候患者的舌象多数情况下舌红少苔而干，常用方剂白虎汤，方中石膏和知母两味清热并且不伤阴的药，加甘草、粳米滋补阴液，必要的时候再加人参或者西洋参益气生津。

（2）口渴而喜欢喝热水，这种情况多数是阳虚而有水饮内停，这里还是引用一例郝万山老师《伤寒论》讲座中有关宋孝志老师的医案：

"病房有个小伙子，18岁，他得的是再生障碍性贫血，在医院住院。这个病已经到了晚期，他的全血减少，血红素只有几克，白血球只有几百个，出血现象特别明显，不敢刷牙。即使不刷牙，他的牙龈也是经常有血痂，因为他血小板也少啊。面色苍白，唇爪不华，畏寒蜷卧，那时候已经天气很热了，我记得是春天接近夏天了，别的病人都只是盖一个毛毯，他盖着毛毯，盖着棉被，还盖着一个棉大衣。

因为他白血球很低，又合并了感染发烧，一直维持在38℃，甚至39℃以上。我的上级医师中医、西医都很精通，既然合并了感染，当然要用抗生素。各种抗生素都在用，发烧就是不退。我们用辛凉清解的、用甘寒的、用苦寒解毒的中药，都不能退烧。这个时候，我的上级医师就请了宋孝志老师会诊。宋孝志老师当年是东直门医院出奇方治奇病的一个很有名的老专家。

我陪着宋老到了病房之后，宋老说：'小伙子，伸出手来我摸摸脉吧。'小伙子蜷在被窝里，慢慢地把手伸出来。宋老摸了摸脉，过了一会儿说：'小伙子你想喝水吗？'他说：'我总口是干的，我想喝水。'宋老说：'你想喝凉的呢还是想喝热的？'他犹豫了半天也没说出到底想喝凉的还是热的。宋老师一看他没有确切的回答，就叫我给他倒半杯热水、半杯凉水，把两个杯子拿到床头柜上。小伙子慢慢伸手过去之后，一碰到凉水杯马上就缩回来了，然后再去够那个热水杯，端过来慢慢地喝了一口，也没有咽，就把杯子放在那儿，过了半天才咽下去。宋老师说：'我看完了。'回到办公室，宋老师随便拿了一张纸就在那写，第一个药，炮附子10g。我一看愣住了，我们用的银花、连翘、公英、地丁、石膏、知母，宋老师开头就是炮附子。第二个药，干姜10g，第三个药，红参10g。宋老第四个药是炙甘草6g，这不就是四逆加人参汤吗？

他把纸放在那儿说：'你要敢用呢就给他用，你要不敢用就不要给他用。'扬长而去。等我的主管医师来了，我给他看这个方，主管医师看了也一愣，想了半天他说，既然老前辈用这个方子，我们就慢慢地用。第二天给病人服药后，到了下午，体温38.5℃，而以前一到下午应是39℃左右。第三天体温

38℃，有下降的趋势。以后体温逐渐下降，直至正常。一个星期以后完全不烧了。"

（3）口渴欲饮，饮而不解渴，并且饮得多，通过小便排出的也多，中医称这种症状为"消渴"。"男子消渴，小便反多，以饮一斗，小便一斗"，这种症状与西医学中经典的"糖尿病"非常相似，当然，二者不是完全对等的。对于消渴，仍然要问其欲饮热饮还是欲饮寒饮，病机不外乎阴虚与水停，当分别对待。仲景以八味肾气丸、乌梅丸、文蛤散等治之。

（4）口渴不欲饮。看到这句话，有些读者可能会笑了，怎么口渴还不想喝水啊，这不矛盾吗？其实这种情况很常见，患者感觉挺渴，但就是不想喝水，多数属水饮内停。水饮停聚，不能上输布于口咽，所以会渴；水饮内停，本身水是有余的，所以渴而不欲饮。口渴不欲饮也可见于湿热证和温病营分证。

（5）还有一种类似的症状，"但欲漱水不欲咽"，这种情况多为瘀血内阻，再如"渴欲饮水，水入则吐者，名曰水逆，五苓散主之"。

总之，当我们关注口渴时，还要关注口渴想不想喝水，是喜欢喝热水还是喜欢喝冷水。

第2天
口 甜

口甜，就是指病人自觉口中有甜味的症状。这种情况多是湿热蕴结于脾，与谷气相搏，上蒸于口，所以会出现口甜黏腻不爽。

"黄帝曰：有病口甘者，病名为何？何以得之？

岐伯曰：此五气之溢也，名曰脾瘅。夫五味入口，藏于胃，脾为之行其精气，津液在脾，故令人口甘也。此肥美之所发也，此人必数食甘美而多肥也。肥者令人内热，甘者令人中满，故其气上溢，转为消渴。治之以兰，除陈气也。"

——《素问·奇病论》

《素问·奇病论》中，将以口甜为主要症状的疾病取名"脾瘅"，并对其病因、发病机理、治法做了详细的论述。

"脾瘅"就是过食肥甘厚味，脾胃运化功能失调而导致的，主要治法是"治之以兰"，"兰"即是今天以佩兰为代表的各种芳香的药物，中医认为芳香类的药物可以辟秽化浊，比如端午过后，湿热之气渐生，民间挂艾草、菖蒲，或佩带香囊。此处的治病思路也是以芳香的药物来祛湿化浊。当然化浊是一个治标的办法，根据证候的不同，根据需要，或健运脾胃，或温振脾阳，或通下祛湿，或利湿清热。

在前面讲到舌诊发展的历史时，引用过一段叶天士在《温热论》中对于脾瘅的论述，其中对于脾瘅的舌象提到："再舌上白苔黏腻，吐出浊厚涎沫，口必甜味也，为脾瘅病。乃湿热气聚与谷气相搏，土有余也，盈满则上泛。当用省头草芳香辛散以逐之则退。"基本精神与《素问》是一致的。

传统的"六淫"病因，即风、寒、暑、燥、火、湿。中国的百姓对于前五个是比较容易理解的，在日常生活中也经常使用，比如"我今天上火了"

"我今天中暑了"，但对于"湿邪"，大家的感觉就比较陌生，很多的病人前来就诊，当听到比如"湿热蕴脾"这样的说法时常一脸茫然，"大夫，什么是湿啊？"其实这不怪百姓，回顾中医学的历史我们可以发现，"湿邪"虽然在2000多年前的《内经》、《伤寒论》中的理法方药已经论及，但多偏于寒湿，偏于痰饮，直到清代温病学的出现才真正地完备，尤其是对于湿热病理论的阐发，可以说是"发前人所未发"。湿邪在临床上的确是一类很特殊的病因，单纯寒邪或热邪所致疾病治疗一般比较容易，一旦兼夹湿邪，治疗难度就大大增加，"千寒易除，一湿难去。湿性黏浊，如油入面"，举个生活中最简单的例子，三伏天和三九天，若是单纯的很热或很冷，我们感觉还可以接受，但如果这时湿气偏重的话，就是高温夹湿和寒冷夹湿，这时我们会感觉相当的不适，或者热得发闷，或者寒得刺骨。兼夹湿邪的病证，不但中医中药治疗困难加大，在临床上我们还发现了一个很有意思的现象，对于有些感染，病人表现为舌苔厚腻，我们即便是运用抗生素，效果也会大打折扣，这种现象的深层次原因有待于进一步研究。

某　无形气伤，热邪蕴结，不饥不食。岂血分腻滞可投？口甘一症，《内经》称为脾瘅，中焦困不转运可知。

川连　淡黄芩　人参　枳实　淡干姜　生白芍

某　口甜，是脾胃伏热未清。宜用温胆汤法。

川连　山栀　人参　枳实　花粉　丹皮　橘红　竹茹　生姜

口甘一症，《内经》谓之脾瘅。此甘，非甘美之甘，瘅即热之谓也。人之饮食入胃，赖脾真以运之，命阳以腐之，譬犹造酒蒸酿者然。倘一有不和，肥甘之疾顿发。五液清华，失其本来之真味，则淫淫之甜味，上泛不已也。胸脘必痞，口舌必腻，不饥不食之由，从此至矣。《内经》设一兰草汤，其味辛，足以散结，其气清，足以化浊，除陈解郁，利水和营，为奇方之祖也。夹暑夹湿之候，每兼是患，以此为君，参以苦辛之胜，配合泻心等法。又如胃虚谷少之人，亦有是症，又当宗大半夏汤及六君子法，远甘益辛可也。（邵新甫）

脾瘅症，《经》言因数食甘肥所致。盖甘性缓，肥性腻，使脾气遏郁，致有口甘、内热中满之患。故云治之以兰，除陈气也。陈气者，即甘肥酿成陈腐之气也。夫兰草即为佩兰，俗名为省头草。妇人插于髻中，以辟发中油秽之气。其形似马兰而高硕，其气香，其味辛，其性凉，亦与马兰相类。用以醒脾气，涤甘肥也。今二案中，虽未曾用，然用人参以助正气，余用苦辛寒以开气泄热，枳实以理气滞，亦祖兰草之意，即所谓除陈气也。此症久延，即化燥热，转为消渴。故前贤有"膏粱无厌发痈疽，热燥所致；淡薄不堪生肿胀，寒湿而然"之论。余于甘肥生内热一症，悟出治胃寒之一法。若贫人淡薄茹素，不因外邪，亦非冷冻饮料停滞，其本质有胃寒症者，人皆用良姜、丁香、荜茇、吴萸、干姜、附子等以温之。不知辛热刚燥能散气，徒使胃中阳气，逼而外泄。故初用似效，继用则无功。莫若渐以甘肥投之，或稍佐咸温，或佐酸温，凝养胃阳，使胃脂胃气日浓，此所谓药补不如食补也。又有肾阳胃阳兼虚者，曾见久服鹿角胶而愈，即此意也，未识高明者以为然否。（华岫云）

———《临证指南医案·脾瘅》

第3天

口 苦

口苦，指病人自觉口中有苦味的症状。

口苦这一症状不但在临床上非常常见，并且在古代典籍的论述也比较详实。

> 帝曰：有病口苦，取阳陵泉，口苦者病名为何？何以得之？
>
> 岐伯曰：病名曰胆瘅。夫肝者，中之将也，取决于胆，咽为之使。此人者，数谋虑不决，故胆虚，气上溢，而口为之苦。治之以胆募、俞。
>
> ——《素问·奇病论》

从原文可看出，首先《素问·奇病论》给以"口苦"为主要症状的疾病取名字"胆瘅"。对于病因则认为是"数谋而不决"，即情志因素所致，导致肝胆之气郁结，久而久之就出现了口苦。对于胆瘅的治疗，所用的是穴位治疗，选取的穴位分别是胆的募穴——日月及胆的下合穴——阳陵泉，二者均位于足少阳胆经，日月在乳头的正下方，第七肋间隙处；阳陵泉在小腿外侧，腓骨头前下方凹陷处。这两个穴位具有疏泄肝胆之气的作用。在《灵枢》中也有类似的记载："胆病者，善太息，口苦，呕宿汁，心下澹澹，恐人将捕之，嗌中吤吤然，数唾，候在足少阳之本末，亦视其脉之陷下者灸之，其寒热者取阳陵泉。"

在《伤寒论》里，口苦也是一个具有典型诊断、鉴别意义的症状，"少阳之为病，口苦，咽干，目眩也。"出现口苦这一症状，我们一般会考虑为少阳病，少阳在脏腑里可以大约类似于肝胆，这与《素问·奇病论》的内容也是相一致的，代表了中医对于一种以郁热为主要病机的疾病的认识。对于少阳病的传统治法就是"和解少阳",所谓"和法",在《伤寒论》认为不能用发汗法、吐法、通下法而采取的和解的方法,代表方剂为柴胡剂,就是以柴胡为主药所代表的一大类方剂,在《伤寒论》和《金匮要略》里柴胡剂有八首,分别是"小柴胡汤"、"大柴胡汤"、"柴胡桂枝汤"、"柴胡桂枝干姜汤"、"柴胡加芒硝汤"、"柴胡加龙骨牡蛎汤"、"四逆散"及"柴胡去半夏加栝楼汤",临证需根据证候的不同选用合适的方剂。不但有"柴胡剂",还有以善用柴胡剂而见长的医家,在业内人们习惯称之为"柴胡派",如北京中医药大学胡希恕先生,用大柴胡汤一绝,先生姓胡,加之喜欢饮茶,人称"大茶(柴)胡";四川乐山名医江尔逊,亦是善用小柴胡汤,将小柴胡汤的应用极大拓展。当然治疗少阳病不只有柴胡剂,黄芩汤、泻心汤这些方剂都可以。

这里列举胡希恕先生的运用大柴胡汤医案。

刘某,男,63岁,病案号17879。初诊日期:1965年6月1日。一周前高烧,不久两眼巩膜发黄,小便黄如柏汁。现兼见两胁胀满,纳差,口苦,恶心,舌苔白,舌质红,脉稍弦数。GPT 219单位(正常值),黄疸指数20单位。据证分析,此为大柴胡汤合茵陈蒿汤方证,加减后处方:柴胡四钱,半夏三钱,黄芩三钱,白芍三钱,枳实三钱,栀子三钱,茵陈蒿一两,生姜三钱,大枣四枚。结果:上方服7剂,黄疸退,服21剂,症渐消,一个月后复查肝功正常。

本案中就是抓住了口苦、两胁胀满、纳差这样的柴胡证。

再举一个笔者经治的一个比较典型的病例吧。

雷某,男,44岁,醉心佛学,甚至已到痴迷的程度,家人及朋友极不支持,从中阻拦,故情志不遂,现整日噩梦连连,入睡即梦或房屋倒塌,或大水横行,或惨遭横祸,入春尤重,左侧耳鸣,右侧头疼,口苦,面红,舌红,苔白,脉弦实。在外多次服用中西药治疗,效果不明显。我开方柴胡加龙骨牡蛎汤加减:柴胡、黄芩、清半夏、党参、生龙牡、茯苓、大黄、代赭石、白芍、鸡子黄,三剂,水煎服。服3剂后,患者打电话来,告知药有神效,多年的痼疾去之大半,感激之情无以言表。

这里有一个问题,相信很多中医从业者也困扰于此,即苦为火为心,那就要清火。所以临床上一般见口苦,大部分大夫就清热泻火、清热解毒,但像栀子、黄连、龙胆草、板蓝根这些药物，往往效果一般。但为什么用经方里的柴胡剂却效果不错，反而不提火、不提心呢？这里涉及中医里面的一个经方的思维方式，笔者在读过《黎庇留经方医案》中的一段论述后，若有所悟，原文如下："（病人新产），次日通身疼痛，改用新加汤。潘问身疼之源。予曰：'血虚不足养筋也'。潘曰：'何不用四物汤及当归补血汤?'予曰：'补血之道多端，非寻源探本，不足以奏捷效，故未可以板钝之时方，妄事补益也，夫予所用皆经方，若能针对病机，虽不假当归、熟地之功，其效亦如响斯应，为辨证必确凿——认证不真，则未易轻试耳。'"其实说到底，应了胡希恕先生的一句话："辨方证是辨证的尖端。"

第4天

口 咸

北方生寒，寒生水，水生咸，咸生肾。

——《素问·阴阳应象大论》

口咸，指病人自觉口中有咸味的症状。

口咸，这一症状在临床上也非常常见，笔者所在的呼吸科，像慢性支气管炎、慢性阻塞性肺疾病等的病人，尤其是在老年患者群中，有些病人往往会诉口中味咸，并且咯吐出来的痰液也是咸的。在五行的配属中咸味归肾，肾属水，由此，口咸、水、肾，三者联系到了一起。对于口咸与肾及水的机制我们分别来看。

1. 口咸与肾

口咸与肾确实有密切的关系，但在临床辨证的过程中要分清阴阳，肾阳虚衰，阳虚水泛可以出现口咸，肾阴虚衰、虚火上冲也可以出现口咸。《医理真传》曰："肾水氾溢者，两尺必浮滑，唇口必黑红，不思一切食物，口间觉咸味者多…肾水氾溢者，可与滋肾丸、苓桂术甘汤。"滋肾丸由黄柏、知母、肉桂组成，是一首"补水之方"，也是一首"纳气归肾之方"，苓桂术甘汤由茯苓、桂枝、白术、甘草组成，是一首"化气行水之方"。关于阳虚、阴虚，无论是普通的大众还是中医的初学者，对这两个概念也许会感到迷惑，由于篇幅的限制，不能将这个问题展开，如果有兴趣，大家可以拜读一下刘宝义先生写的《明于阴阳—中医的概念与逻辑》，的确有很大的启发。在这里仅引用《医理真传》中对于阳虚、阴虚症状上的描述吧，"阳虚病，其人必面色、唇口青白无神，目瞑蜷卧，声低息短，少气懒言，身重畏寒，口吐清水，饮食无味，舌青滑，或黑润青白色、淡黄润滑色，满口津液，不思水饮，即饮亦喜热汤，二便自利，脉浮空，细微无力，自汗肢冷，爪甲青，腹痛囊缩，种种病形皆是阳虚的真面目，用药当扶阳抑阴……阴虚病其人必面目、唇口红色，精神不倦，张目不眠，声音响亮，口臭气粗，身轻恶热，二便自利，口渴饮冷，舌苔干黄或黑黄，全无津液，芒刺满口，烦躁谵语，或潮热盗汗，干咳无痰，饮水不休，六脉长大无力，种种病形皆是阴虚的真面目，用药当益阴破阳。"

2. 口咸与水

水液的输布与肺、脾、肾三脏有关，因此在处理口咸一症时，须时时顾忌肺、脾、肾三脏。关于水液的输布，《素问·经脉别论》明言："饮入于胃，游溢精气，上输于脾；脾气散精，上归于肺；通调水道，下输膀胱。水精四布，五经并行，合于四时五脏阴阳，揆度以为常也。"或温肺化饮，或培土治水，或温补命门。

在治水的过程中还有几个原则性的问题：比如"病痰饮者当以温药和之"，这是《伤寒论》的姊妹篇《金匮要略》里提出来的，指对于痰饮水湿为患的疾病，要用温热的药和解。所谓"邪之所凑，其气必虚"，阴盛者阳必虚，痰饮水湿为患，必是阳气不足，治疗上总离不开一个"温"字，在《伤寒论·辨阴阳易瘥后劳复病》里有一条与其遥遥呼应，"大病瘥后，喜唾，久不了了，胸上有寒，当以丸药温之，宜理中丸"。再如"治湿不利小便，非其治也"，这句话出自《医学正传》，后来被各代医家广泛引用，这句话的意思是对于水湿为患，如果不用通利小便的办法是不对的。这里主要体现了驱邪有出路，符合下面提到的"通阳不在温，而在利小便"原则，强调淡渗利湿的作用，当然不可以偏概全，不能遇湿就一味利小便。西医学中对于以水肿如下肢水肿为表现的疾病，一方面会对症处理，用呋塞米、螺内酯等利尿消肿，改善症状，另一方面查找水肿的原因，比如，如果是心衰引起的，那么就要加入毛花苷C、地高辛这样的强心药。这条原则也适用于中医学。当然中医除了小便利湿，还有发汗法。"诸有水者，腰以下肿，当利小便，腰以上肿，当发汗乃愈。"

第5天

口 淡

脾气通于口, 脾和则口能知五谷矣。

——《灵枢·脉度》

有些病人, 无论平时吃什么东西都感觉毫无滋味, 即"口淡", 且没有食欲, 时间久了, 就会厌食, 这样的病人多是脾胃虚弱、寒湿中阻或寒邪犯胃。

人们饮食后感知的五味, 酸、苦、甘、辛、咸, 都是脾胃之气变化所出, "脾气通于口, 脾和则口能知五谷矣", 因此脾胃虚弱或者说是脾阳虚衰是本病的根本。而寒邪犯胃, 则算是一种因虚致实的因素。

1. 脾阳虚

既可能是由于先天脾阳不足, 也有可能是后天嗜食生冷所致。在门诊见到有些孩子一天之内吃五六个冰激凌, 这样很容易伤及脾胃的阳气, 这样的病人, 除了口淡无味, 还多见身重怕冷、少气懒言、不思水饮, 小便清长、大便溏薄等, 在《伤寒论》里有"辨太阴病脉证病治"一篇, 专论脾阳不足的病证。太阴病提纲这样说道: "太阴之为病, 腹满而吐, 食不下, 自利益甚, 时腹自痛。若下之, 必胸下结硬"。这样的病人, 经常肚子胀, 并且有时呕吐, 没有食欲, 经常拉肚子, 还会有腹痛的症状, 像这样的病人是不能用通下的方法的, 因为用下法之后病人易出现胃脘痞胀、触之发硬的症状。对于这样的病人仲景说"宜服四逆辈", 这里提到的"四逆辈", 即理中汤、四逆汤、白通汤、吴茱萸汤等。

2. 寒湿中阻

有可能是过食生冷油腻, 或者是脾胃阳虚而生寒湿之气所致。像这样的病人, 我们不能一味地温阳, 一定要配合化湿。临床上经常遇到这样的病人, 本来阳虚, 但一温阳就出现口舌生疮这样的上火症状, 这时我们就要考虑病人是不是在阳虚的基础上夹杂有痰湿, 阳气正常输布的道路打不开, 一味地补阳是不合适的，曾有人提到"当今的病人，通阳的意义远远高于温阳"。胡希恕先生也曾经论述过与之类似的外寒内饮的治法："表有寒邪，里有水饮，水饮停于里，则里有所阻，表亦不透，故不兼利其水则表必不解，若强发其汗，强宣其表，激动里饮，变证百出；若单利其水，则引邪入里，等于闭门留寇，引狼入室。此时惟有于解表方中，兼用利水逐饮药，始收里和表解之效。"清代名医叶天士也说道："通阳不在温，而在利小便。"

脾胃的关系在中医学理论上是很微妙的，总结为以下几个方面。

（1）纳运相成：脾主运化，胃主受纳，受纳与运化相辅相成。二者一纳一运，紧密配合。正如《景岳全书》所说："胃司收纳，脾司运化，一运一纳，化生精气。"胃之受纳失常，则脾之运化不利；脾失健运则胃纳失常。

（2）升降相因：脾气主升，以升为顺，胃气主降，以降为和。脾气主升，将水谷精气上输布于头目心肺，胃气主降，将水谷下降于小肠而泌别清浊，糟粕并得以下行。脾与胃之间，纳运相合，升降相因，有序不乱，相反相成。如果脾气不升，则水谷精微下行，易出现泄泻，甚至完谷不化；胃气不降，反而上逆，可见恶心呕吐，呃逆嗳气。正如《素问·阴阳应象大论》所言："清气在下，则生飧泄。浊气在上，则生䐜胀"我们经常会说到"相辅相成"，大家可以注意在上面用到的一个词"相反相成"，中医到处会有相反相成的例子，比如这里的脾胃升降，再比如用药寒热并用等。

（3）燥湿相济：脾为阴脏，主运化水饮，喜燥而恶湿；胃为阳脏，主通降下行，喜润而恶燥。《临证指南医案》曰："太阴湿土，得阳始运，阳明燥土，得阴自安。以脾喜刚燥，胃喜柔润故也。"脾易生湿，得胃阳以治之，使脾不至于湿；胃易生燥，得脾阴以治之，使胃不至于燥。脾胃阴阳燥湿相济。

第6天

口　酸

东方生风，风生木，木生酸，酸生肝。

——《素问·阴阳应象大论》

口酸即指病人自觉口中有酸味，或吞酸、吐酸，甚至闻之有酸腐气味的症状。多见于伤食、肝胃郁热等。

对于吞酸和吐酸，已故全国名老中医张珍玉先生认为："吞酸有凝练不通之象，属阴，为寒郁作热；吐酸有上涌外泄之象，属阳，为阳盛生热。若参之以兼证，前者苔多薄白而腻，多伍以煅瓦楞治之，取其能通郁活血，以治其久结之热，使气血冲和则郁热自解，且煅瓦楞能祛痰，能顾其痰郁，虽不用寒凉之药，却能使热解而酸除。临床上浅表性胃炎多属此证。至于吐酸，多见于消化性溃疡等多种疾病，舌多红绛，为热证无疑，但此胃热多为肝郁生热影响，治当佐金平木，予左金丸。何不直接平肝，而佐金平木？目的取法自然制约之功，其效尤佳。实则泻子，方中黄连苦寒，入心经以泻心火清心热，避免心火移热于胃，则肺清肃以收平木之功；同时黄连可厚肠胃止泻，能兼清胃热。吴茱萸色青入肝味辛，能散肝以防郁滞，使热不郁滞，并可引肝热归元，以热引热，为同气相求之意。两药相配，则方性寒凉以泻肝火，辛开苦降，共收疏肝降胃之效。"

口酸，这条症状在脾胃科中比较常见，多见于各种各样的胃炎、溃疡等。但在治疗上却往往离不开肝，五行中酸入肝，这是无可置疑的。因此治疗上往往是肝胃同治，或者说肝脾同治。不得不说，在中医的领域中，肝与胃的联系太紧密了，以至于在《金匮要略》第一篇的第一段就不吝笔墨地写道："问曰：上工治未病，何也？师曰：夫治未病者，见肝之病，知肝传脾，当先实脾。四季脾旺不受邪，即勿补之。中工不晓相传，见肝之病，不解实脾，惟治肝也。"

　　无论幽门螺杆菌的发现是如何的改变了人们对胃炎、胃溃疡的认识，也无论三联、四联药物抗幽门螺杆菌如何的全面，无可置疑的是，中医药治疗脾胃病是非常有优势的，在这一领域，中医高手云集，有以半夏泻心汤辛开苦降调气机见长的，有以四君子汤中正醇和见长的，还有一部分大夫，善于从肝胃关系论治脾胃病，处药开方起手即以四逆散、柴胡疏肝散、逍遥散，药味药量简单而精当，服之则有四两拨千斤之效，张珍玉先生即是以此见长。不但是脾胃病，像头痛、子宫肌瘤、遗精，这样看似八竿子都打不着的病证，张老都是从肝论治，不得不叹服中医的神奇和张老对中医深刻的领悟。

　　张珍玉先生认为："肝之疏泄失常，亦不过太过、不及两端。疏泄太过者名曰肝气逆，以气病为主，因气属阳，易动易升，故逆乱而为患，以'胀'为特点。疏泄不及者，名曰肝气郁，郁在血分，因血属阴，主静故也，凡郁结而为病，以'闷'为特点，于妇人多见月经失调诸症……肝气逆者，有上逆和横逆之别，上逆者多头痛耳鸣，横逆者肠胃受之，症见脘腹痛、泛酸、嗳气等，治宜疏肝……方用《景岳全书》之柴胡疏肝散……肝气郁者，为郁结而不得散越之意，治宜舒肝，方用《和剂局方》之逍遥散。"

　　引用张老的一则医案。

　　"患者，女，61 岁，因胃脘胀痛月余，于 1996 年 5 月 13 日求治于张珍玉先生。患者平素性急，复因用药不慎及与家人争吵，致胃脘胀痛不已，服用中医药，罔效。胃镜查示：浅表性胃炎。刻诊：胃中灼热，攻胀疼痛，连及后背，生气及饮食后加剧，伴口干泛酸，纳呆食少，形瘦体倦，心烦易怒，舌红苔薄黄干，脉弦细数。证属肝气犯胃、肝胃郁热，治以疏肝理气、清热和胃，方用柴胡疏肝散加减。处方：生白芍、柴胡、川芎、炒枳壳、人参、炒白术、青竹茹、炒栀子、炒川连、淡吴萸、炒川楝子、砂仁、甘草，水煎服，分 2 次温服。6 剂后，泛酸止，胃痛大减，惟大便质稀，晨起即泻。原方去川连、吴茱萸、竹茹、栀子，加川厚朴 6g，炒山药 9g，沉香 6g。继服 6 剂，胃脘疼痛消失，大便自调，自觉有力，纳食正常，至今未复发。

第**7**天

口　臭

　　健康人在呼吸或者讲话的时候，口中无异常气味散出，如果口中散发出异常气味，即称之为"口臭"。在日常生活中，口臭这一症状也比较常见，严重影响了人们的日常生活与社会交往，那么，口臭的病机是什么呢？

　　口臭，年高体弱，奉养太过，厚味，及服食补阳药，口糜臭不可近，甘露饮加犀角、茵陈，及浓煎香薷汁含之，徐徐咽下。口中如胶而臭，知母、地骨皮、桑皮、山栀、麦冬、甘草、食盐，煎汤噙下。壮甚之人，凉膈散甚佳，痰壅气浊而臭，宜盐汤探吐之。

——张璐《张氏医通》

1. 病因

　　（1）"年高体弱"代表的是年龄因素。中医学有自己的年龄规律。《灵枢·天年》里提到了一种以十年为一个阶段的规律："人生十岁，五脏始定，血气已通，其气在下，故好走；二十岁，血气始盛肌肉方长，故好趋；三十岁，五脏大定，肌肉坚固，血脉盛满，故好步；四十岁，五脏六腑十二经脉，皆大盛以平定，腠理始疏，荣华颓落，发颇斑白，平盛不摇，故好坐；五十岁，肝气始衰，肝叶始薄，胆汁始减，目始不明；六十岁，心气始衰，苦忧悲，血气懈惰，故好卧；七十岁，脾气虚，皮肤枯；八十岁，肺气衰，魄离，故言善误；九十岁，肾气焦，四脏经脉空虚；百岁，五脏皆虚，神气皆去，形骸独居而终矣。"描述了人身之气由弱至强，再由强变弱的一般发展过程，年龄增加，五脏六腑之气渐弱，脾胃运化失职，因此极易出现口臭。除了老人，口臭的另一个多见人群就是儿童，儿童为"稚阴稚阳"之体，生而未成，成而未壮，脾胃运化、腐熟之力尚弱，故易出现口臭。

　　（2）"奉养太过，厚味，及服食补阳药"，这也代表了一大类致病因素

——饮食不节。如果前面那一条是内因的话，这一条可以称作外因。病人往往平素喜食肥甘厚味，这些东西不易被脾胃运化，而化腐生臭，在儿童则表现为饮食不节制，一次性过量饮食，一下伤及脾胃之气，同样运化无力，而生臭秽之气。至于服食补阳药，现代这种现象不是很明显，在魏晋南北朝时期，受道家修"外丹"以及"长生不老"思想的影响，"服石"蔚然成风，即服用一种叫作"五石散"的中药散剂。它有壮阳、强体力，治阳痿功效，也许对湿疮、溃疡还有少许治疗的功效，并在服用后可以让人性情亢奋，浑身燥热，身体肌肤的触觉变得高度敏感，要用寒食、喝温酒，脱衣裸袒，运动出汗等方式来发散药力。过服这些药物，易伤阴而助热。现代人虽没有过度的补阳，但却做着一件过之而无不及的事情——熬夜，其实睡眠是最好的潜纳阳气的方法，人身之阳顺应自然之阳的规律，日出而作，日落而息，五脏元真通畅，人即安和。现代人普遍喜欢熬夜，最易煎熬真阴，阳气浮散，这是对生生之气的慢性消耗，有悖养生之道。

通过上面对于口臭的病因的分析，我们不难不得出口臭的病机，不外乎阳盛、气虚、阴虚。

2. 治法

（1）凉膈散：代表的是阳盛化热治以清热法。凉膈散一方出自宋朝《太平惠民和剂局方》，专门治疗上中二焦火热之证，除了口臭外，还可能见到烦躁口渴、口舌生疮、胸膈烦热、咽痛吐衄、大便秘结、小便黄赤等症状。凉膈散由芒硝、竹叶、大黄、甘草、黄芩、薄荷、栀子、连翘组成。连翘清热解毒，轻清上浮为君药；栀子、黄芩清心除烦，增加连翘清热之力为臣药；竹叶利小便，大黄、芒硝通大便，使邪热有出路，分消于二便，为佐药；甘草调和诸药，又能护胃气为使。其中薄荷的运用最为高明，在一大堆苦寒清热药中佐以辛凉，能够使热邪向外透发，有"透热转气"的意思。

（2）甘露饮：代表的是阴虚治以滋阴法。甘露饮同样出自《太平惠民和剂局方》，与凉膈散相比较，方中只有少量黄芩清虚热，但是加入大量的滋阴药，如生地、熟地、天冬、麦冬、石斛等，意为通过补水以救火。

（3）香薷汁：代表的是芳香醒脾法。香薷，味辛甘微温，有香气。在"口甘"一节中我们提到，芳香的药物可以辟秽化浊、醒脾悦脾，而口臭一部分源于伤食，脾胃运化不佳，化腐生臭，香薷、佩兰、藿香、薄荷都具有这样的功能。

（4）盐汤探吐：代表了"在上者上之"的顺势疗法。盐汤探吐，简而言之，就是让患者饮用一定量盐水之后，用探吐的办法催吐，使胸膈的邪气、宿食得以呕吐出来。当然，吐在一方面可以呕吐宿食，去除阻碍脾胃运化的阻滞，另一方面，吐法本身也会伤及脾胃之气，因此在吐后一定要调护胃气。中医很会使用这种"因病位，顺病势"的疗法，如《素问·阴阳应象大论》说："（病邪）其高者，因而越之；其下者，引而竭之；中满者，泻之于内；其有邪者，渍形以为汗；其在皮者，汗而发之；其慓悍者，按而收之；其实者，散而泻之。"也就是说，在上的东西就要从上面走，在下的东西就要从二便走，在表的东西就要通过发汗走。很多时候我们阅读中医的典籍，可能会发现其方法很粗糙，比如这里的盐水探吐，但是其后面所隐藏的思维一点都不落后，在很多方面优于西医学。

另外像阳虚在《张氏医通》中没有涉及，阳虚会不会口臭？答案是肯定的，怎么去理解，大家可以思考。

综合分析舌象

在前面的章节中，我们分别从舌色、舌形、苔质、苔色等方面对舌的方方面面做了简要的论述，得到这些信息后，我们还要做综合分析。本章重点讨论舌诊的综合分析以及舌的神气、胃气、舌下络脉。

第1天
舌之神气

> 一阴一阳谓之道，阴阳不测谓之神。
>
> ——《易经·系辞上》

在谈到舌之"神气"之前，有必要了解一下传统文化中所说的"神"。"神"究竟是什么呢？是封建社会所谓的"糟粕"、"迷信"吗？是现代所谓的"意识"、"神志"吗？

《易经》可以说是中华民族哲学思维方式的源泉，它在里面提出了这样的概念："一阴一阳谓之道，阴阳不测谓之神"，在某种意义上讲，道、阴阳、神是同一层面的概念。对于这些概念，连哲学家老子都无可奈何地说："道可道，非常道；名可名，非常名"。道、神是不能用语言来描述的，因为语言具有自己的局限性，任何的描述都是不完备的，所以真正想说明白什么是"神"，这的确难为笔者。

不如我们学一下《道德经》，换一种思维。提到"神"的时候，就不得不提到它的对立面——"形"，所谓"道生一，一生二，二生三，三生万物"，代表了古人对世界由无到有、由无形到有形的认识。在古人的思维中神是高于形的，这跟现代人的思维方式正好相反，现代人非常相信自己的眼睛，认为看得见、摸得着的东西才是真实的、准确的，表现在医学领域就体现了以形见长、以实体解剖为依托的西医学和以神见长、以哲学思辨为依托的中医学。《素问·八正神明论》有言："形乎形，目冥冥……神乎神，耳不闻"。"神"不是可以用像耳朵这样的感觉器官所能直接听到的，这是肯定的，但我们所能直接感觉的"形"，古人却说到了"目冥冥"，似乎可以直接看到，非常真实，但把握"形"我们还是处在一种"冥冥"状态。而在《灵枢·九针十二原》则是直截了当并且毫不客气地说到"粗守形，上守神"，"粗守形者，守刺法也；上守神者，守人之血气有余不足可补泻也。"即一个水平低级、粗劣的医生把握的是形体，头痛医头，脚痛医脚，一个非常高明的、上等的医生把握的是神气。

那怎样把握"神气"呢？正如前面我们所说，中医是一种情怀，是一种天人合一的融合，是一种独特的感悟，这种情怀、感悟确实体现了一个医生水平的优劣，与学习多少知识无关。比如在暴风雨的前几天，一个风湿关节炎的病人不用收听任何天气预报，也不用去分析，就可以通过关节的疼痛知道暴雨的来临，这就是一种"天人合一"，这就是最高端水平的"神"的把握。《庄子》里面有典型的例子——庖丁解牛，庖丁对于分割牛的经验说："臣之所好者，道也，进乎技矣。始臣之解牛之时，所见无非牛者。三年之后，未尝见全牛也。方今之时，臣以神遇而不以目视，官知止而神欲行。"庖丁在分割牛的时候已经不再去用自己的眼睛，而是手随心，心随刀，刀随牛自然而然的纹理，如水银泻地一般。传说当年清代名医叶天士治疗一位妇人难产，服药后胎儿不下，这时叶天士看到一片枯萎的梧桐叶飘然而落，马上将这片梧桐叶作为药引加入汤药中，不久顺利产出胎儿，为什么催产的药物达不到的效果用一片枯叶可以做到？就是因为枯叶秉承了秋天的肃降之气，瓜熟而蒂落，所谓"神用无方"，对于所见到的疾病能信手拈来，如果达到这种境界，估计离所谓的"上守神"不远了吧。

当然，如果我们作为一名介于"上守神"与"粗守形"之间的医生的话，可以这样对"形"与"神"稍作简化通俗的理解，即阴阳的变化称为"神"。如果将这种阴阳的变化再通俗一点理解的话，那就是气的升降出入，"出入废则神机化灭，升降息则气立孤危，故非出入则无以生长壮老已，非升降则无以生长化收藏，是以升降出入，无器不有。"如果没有了神，就没有升降出入，人便是一副皮囊、一潭死水。郑钦安先生说："阴阳务求实据，不可一味见头治头，见咳治咳，总要探求阴阳盈缩机关，与夫用药之从阴从阳，变化法窍。"所谓的阴阳实据也就是气的升降出入，也就是神。

如果我们理解了"神"这个字以后，再回过头来看舌的"神"就很好理解了，正如你会一眼看出一棵大树的死活，虽然它劈成两截，虽然它枝叶枯萎，但当发现树腰上冒出的一丝嫩芽的时候，这仍然是一个顽强的生命，"神"气尚存。

　　舌的神气是全身神气的一部分，诊断时务与全身神气相参。如果非要用语言性的东西表达出来，"红活润泽"可以作为一个简单的概括。"荣者谓有神……凡舌质有光有体，不论黄、白、灰、黑，刮之而里面红润，神气荣华者，诸病皆吉；若舌质无光无体，不拘有苔无苔，视之里面枯晦，神气全无者，诸病皆凶"。简而言之，舌体红活明润，活动自如者，为有神气；舌色晦暗枯涩，活动不灵者，为无神气。

第2天

舌之胃气

舌除了要诊察神气之外，另一个很重要的就是要考虑胃气。

胃气的盛衰，可以从舌苔是否有根表现出来。有根苔是胃气充足的表现，无根苔提示胃气衰败，是无胃气的象征。

中医十分注重胃气，或者说叫中气。不但望舌要注重胃气，诊脉之时脉也要有胃气，问诊的时候问饮食情况，也是在诊察胃气。中医认为"脾胃为后天之本"，当然前面还有一句"肾为先天之本"，先天之本，于我们出生之时甚至出生之前早已注定，我们所能干预的只有后天之本的脾胃。

前面一直提到升降沉浮理论，肝从左升，肺从右降，心浮于表，肾沉于里，这是我们看到的人体气的运动，那胃气处于什么位置呢？

五行的配属中，春配肝，夏配心，秋配肺，冬配肾。而有关脾胃的配属，一种说法，脾主长夏，长夏即是夏季的最后一个月份，阴历六月份，这个时候暑湿之气特别明显，极易困脾胃之气。另一种说法，即《素问·太阴阳明论》曰："脾者土也，治中央，常以四时长四脏，各十八日寄治。"脾旺于四季，每个季节各有 18 天。

中医的高明就在于此，在升降浮沉的中心设置了一个轴——胃气。这种设置的方法非常符合上面的 2 种方式。清末民国初年名医彭子益先生在《圆运动的古中医学》中对此理论做了形象的比喻："人身中气如轴，四维如轮，轴运轮行，轮运轴灵，中医之法，运轴以行轮之法，运轮以复轴之法，轴轮并运之法而已。"对于胃气或者是中气的注重并不是中医学的首创，这与古代的哲学思维是密不可分的。《道德经》曰："三十辐共一毂，当其无，有车之用。埏埴以为器，当其无，有器之用。凿户牖以为室，当其无，有室之用。故有之以为利，无之以为用。"老子在这一章里也以车轮作喻，提出了一个特别新奇的理论：毂，就是车轮，车轮之所以有车轮的应用，不是外面的辐条，而是因为车轮的中间是空的；埏埴，就是一个类似于碗的容器吧，碗之所以有碗的应用，不是因为构成碗的材质，而是因为碗中间是空的；同样，房子有房子的应用也是因为中间是空的。由此看来，中国哲学的思维很多方面注重"无"、注重"中"。

后世对《伤寒论》的治法治则总结出 9 个字"扶阳气，存津液，保胃气"，对于胃气的固护仲景可以说是做到了不厌其烦，比如《伤寒论》中使用频率最高的前 5 味药是桂枝、芍药、甘草、生姜、大枣，这五味药组合在一起同样也是一首方剂——桂枝汤，桂枝汤可以说是顾护胃气方剂的代表。对于通下的方剂，为防苦寒伤胃，一般要加入姜、枣、甘草等药物。服药后仲景会讲到一些宜忌，比如喝桂枝汤后要喝一碗热稀饭，养胃气，祛邪气。再比如还提到"禁生冷、黏滑、肉面、五辛、酒酪、臭恶等物"。对于大病之后仲景会说到"病人脉已解，而日暮微烦，以病新瘥，人强与谷，脾胃气尚弱，不能消谷，故令微烦，损谷则愈"。大病之后，脾胃气大伤，运化能力下降，这时候一定要注意清淡饮食、少量饮食，不然的话过食肥甘，则会出现病人发热、心烦之类的症状，仲景说"损谷则愈"，治疗的办法很简单，少吃点就行了。

后世注重脾胃中气的医家非常多，最具代表性的是"金元四大家"之一的李杲，李杲（公元1180—1251 年），字明之，号东垣老人，今河北正定人，与朱丹溪、张从正、刘完素并称为"金元四大家"。东垣年少聪颖，博闻强识，通晓《春秋》《尚书》《易》。20 岁时李东垣母亲患病，至死不知其母所患何病，东垣在悲痛之余发誓"若遇良医，当力学以志吾过"，其后"捐金帛"师从著名医家张元素学医。他有一本奠定其学术地位的著作——《脾胃论》，创立了"内伤脾胃，百病由生"，并以此衍生出"阴火炽盛"的理论，开"甘温除大热"之先河，我们平时所熟知的补中益气丸即是出自李东垣之手。补中益气丸原为汤剂，组成为：黄芪、甘草、人参、当归、橘皮、升麻、柴胡、白术，方中黄芪用量最大，因肺为气之本，故重用黄芪以补肺气，益皮毛而固腠理，不使汗出以伤人体元气；脾为肺之母，脾胃一虚，则肺气先绝，故辅以人参、甘草补脾胃之气；白术健脾燥湿亦可以助黄芪补中益气，佐以陈皮行气和胃，醒脾调中；同时，以升麻、柴胡升举下陷之阳气。东垣立此方的用意不外乎补脾益气，升阳调中，使脾气健运，升降有序气机畅达，阳气不得郁闭，故身热等症状自除。《汤头歌诀》对本方总结得很好："补中益气芪术陈，升柴参草当归身，虚劳内伤功独擅，亦治阳虚外感因。"

第**3**天

舌下络脉与血证

很多年前在老家，邻家有位老太太，印象中她每次犯头痛的时候，就拿起大头针扎自己舌下面的血管，放出适量暗红色血后不长时间，头痛就缓解了。小时候对这个场景感觉很恐怖，后来学医之后才明白，这条血管就是今天所谓的舌下络脉，这个方法就是中医的放血疗法。当然，那时的医疗卫生条件不是很好，缺医少药，也是不得已的办法。

1. 望舌下络脉

正常人舌下位于舌系带两侧各有一条总行的大络脉，称为舌下络脉。其管径一般最大不会超过2.7mm，长度不超过舌尖至舌下肉阜连线的3/5，颜色暗红。正常络脉无怒张、紧束、弯曲、增生，排列有序。

望舌下络脉时让病人张口，舌体向上腭方向翘起，舌尖轻抵上腭，不要用力太过，让舌体自然放松，舌下络脉充分暴露。首先观察舌系带两侧的大络脉的长短、粗细、颜色、形态有无异常。若舌下络脉颜色淡而纤细者，属气血不足；舌下脉络粗胀，颜色或青紫、或紫黑、或绛紫，或舌下细小络脉呈红色、紫红色，或舌下络脉曲张像紫色珠子大小不等的结节，都是瘀血的征象，也称"血证"。除了舌下络脉以外，舌象上还往往会见到舌边尖有小瘀点，舌体青紫或紫暗。除了舌象外，全身症状还可能见到面色黧黑、唇甲紫暗、皮下紫斑、肌肤甲错、腹露青筋等。

2. 血证

血证是临床一大类证候。《素问·缪刺》曰："人有所堕坠，恶血留内，腹中满胀，不得前后，先饮利药"。人若遭受跌打损伤，容易出现瘀血，瘀血在体内不去，阻碍气机，就会出现脘腹胀满的症状，在治疗上，要"饮利药"，所谓的利药，指破血逐瘀和通下的药物，这很有意思，破血逐瘀的药物与通下药物看似八竿子打不着，但的确有千丝万缕的联系，比如在《伤寒论》中对于血证有抵挡汤、抵当丸，还有一个方子叫桃核承气汤，算是两类药合用之方；再比如后世有一个治跌打损伤的小方子，叫做"鸡鸣散"，方子由大黄、杏仁两味药物组成，取"鸡鸣散"的意思指药物要在清晨鸡鸣叫时服用，这时是阳气萌动的时候，药物的力量借助于自然的力量更容易活血化瘀、推陈致新，而大黄、杏仁两味药同时又属于通下药物；再比如临床上我们确实发现在一个方子里面单纯运用活血药，而不用通便药物的情况下，病人往往诉大便变稀，这两者之间的关系的确很奇妙。

中医治疗血证的方法很有意思，从中我们可以体会到很多比较高明的思维方式。

（1）"有形之血不可速得，无形之气所当急固"，这句话非常有名，什么意思呢？即失血的时候，不要一味地用当归、地黄、龙眼这样的补血养血的药物，因为这些药物吃下去也不可能立马把血补上来，相反，还会容易壅塞气机，这时候要用补气的药物。中医有独参汤大补元气，有四逆汤回阳救逆，用得合适确实可以立起沉疴。至于原因嘛，我感觉有两点：①"血乃中焦之汁，流溢于中以为精，奉心化赤而为血"，饮食水谷化生精微，由心阳的作用，使得精微得以升华为血液，补气温阳是血化生很重要的一个环节。②气具有固摄的作用，除了失血，像汗出如雨、口角流涎、大小便失禁等症状，补气无疑是正确的选择。经方里面有桂枝加附子汤、桂枝加龙骨牡蛎汤等，时方有当归补血汤。西医学也证明了这点，不管是红细胞还是血小板降低的病人，西医就是要输血，中医讲"有形之血不可速得"，西医通过输血的办法做到了让有形之血速得，但是，输进去的那点血过不了几天，各项指标又降下来了，这时候我们再输，输得越频繁，在体内存留的周期越短，渐渐地形成恶性循环。

（2）"衄家不可发汗"，这是《伤寒论》给我们的警示，后人干脆就总结为"血汗同源"。什么意思呢？是说失血的病人在感冒的时候不要用发汗的办法，因为血与汗异名而同类，本来失血了，再发汗，就会使得虚的地方更虚，"犯虚虚之戒"。这时候我们不用辛温发汗，而是通过补的办法，一样会自然而然地汗出而解。仲景还告诉我们，对于表证，我们用发汗的办法使邪有出路，如果这时比如患者鼻子流血了，老百姓常说发烧把鼻子给"烧破了"，这时候不要担心，出血也是一种"邪有出路"，跟发汗有异曲同工之妙，具有同样的效果。

已故名老中医李克绍先生曾撰文总结临床上 5 对活血药的配伍规律，分别是桃仁与红花、三棱与莪术、乳香与没药、灵脂与蒲黄、水蛭与虻虫。先生总结说：

"桃仁味苦性润，红花味辛性散，二药合用，濡润行散，善于活血通络，适用于周身经络血液干枯，运行不畅者；乳香苦温，辛香走窜，没药苦平，散血消结，二药合用，善消肿止痛，以血郁证见肿痛，或将成疮痈者，为其所长；莪术苦辛，破气中之血，三棱苦平，破血中之气，二药合用，气行血散，宜于血郁气滞成块，或兼有胀感者；五灵脂气臊燥湿，善治痰涎夹血成窠，蒲黄性滑利水，善能活血消瘀，二味合用，宜于水血混杂者；水蛭咸苦，虻虫味苦，一飞一潜，血肉有情，能腐善蚀，宜于死血淹瘀，成癥成瘕者。"

全面分析舌象

中医看病讲究"整体观念"，从大范围的角度而言要求四诊合参，即使具体到某一方面也要综合分析，不应该有舍脉从症或舍症从脉这种观点。就拿我们接下来要熟悉的舌象来说吧，在望舌的时候不能单纯地只看舌苔不看舌质，只看舌背不看舌下脉络。应该在抓重点的同时，从全面出发，综合考虑疾病的病因病机和针对病情所设定的治疗方案。此外，中医看病还讲究"辨证论治"，"辨"就说明了疾病是一个动态的过程，是运动变化的，有诸内必形于外，所以舌象的变化也恰恰反映了体内的变化，这也要求我们在临诊时要全面分析舌象。

想知道如何全面分析舌象，首先应先明白舌象具体包含哪些内容，才能围绕着这些内容综合分析疾病的机理。本书前面内容分别介绍了舌色、舌形、舌态、舌苔、苔色等几大方面。在通过舌诊进行诊断疾病时只有把这几方面的知识杂揉在一起进行综合的分析才能确保辨证准确无误。有人说学中医难，其实难就难在辨证上，清代医家程钟龄在其《医学心悟》中就明确提出："医家误，辨证难，三因分证似三山，三山分出千条脉，病有根源仔细看。"不过这里指的脉，我们指的舌罢了。已故京城四大名医施今墨也曾经说道："临证如临阵，用药如用兵，必须明辨证候，详慎组方，灵活用药。不知医理，即难辨证。辨证不明，无从立法；逐致堆砌药味，杂乱无章。"为了能够更好地掌握全面分析舌象，我们把前面的内容大致分为察舌神、舌质舌苔的综合分析、舌动态分析3个部分。

1. 察舌神

舌神主要表现在舌质的荣润和灵动方面，主要反映了脏腑、气血、津液之盛衰，关系到疾病预后的吉凶。在察舌时应首先观察舌神，如果舌有神，即使有疾病也容易痊愈，预后比较好。如果舌无神，一般表示病情比较严重，预后一般较差。

2. 综合分析舌质舌苔

舌质和舌苔的综合分析包括舌质和舌苔单方面的异常、舌质和舌苔均异常两方面。

（1）舌质和舌苔单方面异常：一般提示病情尚属单纯。①舌质正常但舌苔异常，主要提示病邪性质、病程长短、病位深浅、病邪盛衰和消长等方面情况，正气尚未明显损伤，故临床治疗时应以祛邪为主；②是舌苔正常但舌质异常，主要反映脏腑功能强弱，或气血、津液的盈亏及运行的畅滞，病邪损及营血的程度等，临床治疗应着重于调整阴阳，调和气血，扶正祛邪。

（2）舌质和舌苔均异常：包含有 2 层含义。①舌质与舌苔变化一致，提示病机相同，所主病证一致，说明病变比较单纯，比如舌红苔黄都是由热邪引起。②舌质与舌苔不一致，甚至相反的变化，多提示病因病机比较复杂，体内存在 2 种或 2 种以上的病理变化，舌象的辨证意义亦是二者的结合，临床应注意分析病变的标本缓急。例如舌苔黄腻舌质淡且舌边有齿痕，这类舌象可以说临床最为常见，其原因比较复杂，由于暴饮暴食和过度的嗜食肥甘厚味食物，导致脾胃的运化负担加重，最终运化不及导致食积内停、酿湿生痰、痰浊上泛导致舌苔厚腻，若平素再过食一些辛辣的食物或心情不畅可导致化热，形成湿热，时间一长就形成了湿热体质。体内如果湿热比较严重的话必然有一个特点，就是在饮食和生活习惯上喜凉恶热，趋寒避暖。如果这部分人群在饮食或者服药上过食一些寒凉之品的话，不但湿热不能清除掉，反而戕害了脾阳，脾阳一旦受损，更无力运化体内水湿，会出现舌色淡舌边有齿痕。以上就是舌苔黄腻舌质淡且舌边有齿痕的由来的一种推测。在我们望舌诊的时候，如果只看到舌黄腻而忽视舌质和舌形，显然就只能判断出是湿热，而单纯地以清利湿热的方法去治，效果肯定不会理想的，相反，一味地运用苦寒更会加重对阳气的戕伐，病必不除。同样，如果只看舌淡有齿痕而忽视腻苔，认为是单纯的脾虚湿盛，而运用甘淡渗湿之品，只会使肠道湿邪更会胶着难去。若是通过舌苔看出体内有湿热，又通过舌色和舌形辨出脾阳不足，那么在治疗上有主次的相互兼顾，疗效必然会十分明显。

还有一种舌质与舌苔不一致的舌，即舌质红绛苔白滑腻，舌质红绛则说明体内有热，苔白滑腻说明体内有寒湿。这种舌多见于平素阴虚火旺之体，复感寒湿之邪，痰食停积；或外感湿温病，因体内有热可见舌红绛，但又因为内有湿邪困阻，阳气不能外达，亦可见苔白腻。此时若只看舌质或只看舌苔均会落入以偏概全的局面，导致疾病病机更加复杂，难以治愈。

3. 动态分析

机体作为一个有机的整体不是一成不变的，在正常状态下是维持着一个动态的平衡的。患病也有一定的发展规律，而舌象就像人体的一面镜子，如果机体发生病变，舌象则会随着病机的转变而发生变化，这时就要动态分析舌象了。通过对舌象的动态观察，可以了解疾病的进退、顺逆等病变势态，充分认识疾病不同阶段所发生的病理改变，为早期诊断、早期治疗提供重要依据。常见的舌象动态变化主要包括润燥间的转化、舌苔厚薄间的转化、舌苔颜色的转化、舌苔剥落与生长的转化等几个方面。一般舌由润转燥说明体内津液损伤，舌苔由厚变薄说明疾病好转等。总之，淡红舌薄白苔为机体的最佳状态。

此外，察舌还应排除其他因素导致的舌象异常，比如某些食物会导致舌染色，如喝牛奶后会导致舌苔变白，吃乌梅后导致舌色变黑等。另外，光线也容易对舌象的正常判断造成干扰。这些由外因导致的舌象改变，只要稍加注意，即可避免。

值得注意的是，舌诊是不能代替其他诊法的，在诊断疾病的时候还应结合其他诊法方可万全。例如，阴虚夹有湿热的患者和湿热的患者均可出现舌红苔腻，只有结合其他诊断方法才能把二者区分开来。

第5天
危重证之舌诊

危重证按发病的时间可以分为渐进性加重和骤然性发病 2 种情况。比如肺胀多属渐进性加重；而中风多是突然发病，属于骤然性发病。二者都可称为危重证。渐进性加重的患者舌诊往往有很好的诊断价值，而骤然性发病的患者舌诊的重要性也不容忽视。例如突发中风的患者舌僵不灵活，伸舌时偏向一侧，严重者伴有舌色紫暗，从舌上获得的这些信息都提示病情的危重性，所以不容忽视。

危证重证从中医病机的角度出发无外乎虚证、实证、虚实夹杂 3 方面，而危重证的舌象也无外乎表现出这 3 个方面。接下来我们就结合《验舌决生死法》中的几种危重舌象来分析病机，并归纳属于哪种类型的危重舌象。

1. 舌如去膜猪腰子者，危

此舌象常表示阴液亏涸。叶天士也曾描述为"舌色紫如猪肝，枯晦无泽，为胃肾阴液已衰竭之危证。"主要是由于体内阴液被邪热煎熬亏竭，舌紫晦暗无光泽由于舌内阴血津液被煎熬浓缩所致，此舌多见于温热性疾病后期，预后多不佳。在治疗上应以咸寒之品峻补阴液急救之。

2. 舌光无苔，胃气绝也，不治；舌如镜面者，危

舌如镜面是指舌苔完全剥脱，舌面光洁如镜的舌象。正常舌面上应覆盖着一层薄薄的舌苔。而苔是由胃气上蒸所致，胃气衰败不能上蒸所以出现舌如镜面无苔。此病多见于胃气衰败胃阴亏竭的病人，王孟英曾治疗过一陈氏妇人，分娩过后乳汁很多并且饭量也十分的大。六月初体重骤然下降，饭量也明显减少，还疑为夏天天气炎热苦夏所致，王孟英诊其脉细数，舌光绛无苔，诊断为急劳，说无药可治疗，并解释说乳汁为阴血所化，乳汁的多与少可反映体内阴血的盛衰。今乳汁过多，与草木将要干枯精华尽散在于外者无异。即令其断乳服药，不料秋季即身亡。充分说明了此舌的危重性。

3. 舌糙刺如砂皮，而干枯燥裂者，危

舌糙刺如沙皮即舌苔白而干硬如砂皮，扪之糙涩，为邪热迅速化燥入胃，苔未及转黄而津液已伤所致，多属于里热实结证。此证多见于湿温性温病。吴又可在《温疫论》中记载瘟疫舌上白苔者，邪伏膜原也，用达原饮加减使邪速溃膜原，表里分传，使邪有出路。但此证甚重，从苔色未来得及变而津液已经受伤可以想象邪气的危险性。

4. 舌敛束如荔子肉，而绝无津液者，危

此舌焦紫起刺，状如荔皮，状如杨梅，所以又称为"杨梅舌"。因舌体紫红而有点状颗粒突起于舌面，状若杨梅，故名。为血分热毒极盛之征象，多见于烂喉痧（主要指猩红热）邪热已入营血的重证，也可是热盛动血或动风的先兆。在治疗上应以清泄热毒为主要原则。

5. 舌如火柿者，危

"舌如火柿"形容得十分传神。叶天士在中风案中曾形象地描述"舌络被熏，则绛赤如火"。舌质纯绛鲜艳光泽，多为热入心包之征象。宜水牛角、鲜生地、连翘、郁金、石菖蒲等凉营开窍之品。舌色光绛如镜或绛而不鲜，干枯而萎者属于阴液耗伤。其中前者多属于胃阴衰亡，后者为肾阴耗竭。在治疗上由邪热导致阴液衰竭者应育阴清热。

6. 舌如烘糕者，危

苔白厚而黏腻犹如烘糕，为湿热相搏于气分之象，多见于湿温病湿重于热的阶段，湿阻气分而湿浊偏盛的病证。此证湿邪一旦蒙蔽清窍容易出现神志错乱等清窍失灵的症状。"范进中举"的故事大家都很熟悉，范进因过喜致气机运行迟缓，导致痰浊蒙蔽心窍，才闹出这么个典故。在治疗上应以豁痰开窍，行气降浊为主要治疗原则。

7. 舌卷而囊缩者，不治

前几个均是从舌苔或者舌质上来论述危重证的舌象，此条是从舌的动态上来分辨危重舌象。舌卷囊缩即指舌体卷曲，兼有阴囊陷缩，主病已深入厥阴的危重征象。由于肝主筋，筋由肝血阴津濡养，肝血阴津不足则上不能荣舌出现舌卷，下不能濡筋致使筋脉拘急出现阴囊陷缩的危重现象。虽曰不治，但生命至高无上，只要有一丝希望，也当竭尽全力拯救之。

8. 舌本强直，转动不活，而语言謇涩者，危

此证多见于中风患者，由痰浊阻滞经络隧道导致舌本失灵。随着肥甘厚味食物的摄入越来越多，加上人们不良的生活作息习惯导致此病的发病率越

来越多，并且趋向于年轻化。所以及时地识别此病能够赢得抢救时间。

徐大椿曾治疗一中风患者，其原文如下：

张由巷刘松岑，素好饮，后结酒友数人，终年聚饮，余戒之不止。时年才四十，除夕向店沽酒，秤银手振，秤坠而身亦仆地，口噤不知人，急扶归。岁朝，遣人邀余，与以至宝丹数粒，嘱其勿服他药，恐医者知其酒客，又新纳宠，必用温补也。初五至其家，竟未服药，诊其脉弦滑洪大，半身不遂，口强流涎，乃湿痰注经传腑之证。余用豁痰驱湿之品调之，月余而起。一手一足，不能如旧，言语始终謇涩。初无子，病愈后，连举子女皆成立，至七十三岁而卒。谁谓中风之人不能永年耶？凡病在经络筋骨，此为形体之病，能延岁月，不能除根。若求全愈，过用重剂，必至伤生。富贵之人闻此等说，不但不信，且触其怒，于是诣谀之人，群进温补，无不死者，终无一人悔悟也。

此病致死致残率很高，所以预防是关键，而良好的生活作息饮食习惯是预防本病的关键。

9. 舌起白苔如雪花片者，脾冷而闭也，不治

此证为典型的中阳虚极阳不能够运化湿浊，湿浊不下行反上冲所致。多见于中焦胃气衰败的患者。应用大剂大辛大热之品回阳救逆降浊。

10. 舌因误服芩连，而现出"人"字纹者，不治

细推此证可知为误治，本为热证，但过用寒凉，导致阳气被苦寒戕害，终成不救。此类患者并不少见，虽称不上危重证，但最终迁延难愈。比如复发性口疮的患者，口疮一复发就以为又上火了，就去药店买一些三黄片等苦寒泻火之品，有些服用后出现腹泻的症状即为脾阳受戕害的表现。此非实火，非水能浇灭。应根据证候辨证施治，方能达到很好的疗效，不然的话无异于饮鸩止渴。

此外，还有一些舌象也很危急，比如舌苔老黄起焦刺，舌紫瘀暗等，就不一一详诉。舌象无论如何千变万化，但就其病机而言无外乎虚实两端，应注意结合其他诊法加以鉴别诊断。另外，危重证舌象是紧紧围绕着舌质和舌苔的异常变化来提示病情进退的，舌象能够预测病情的轻重和预后，因此在危重病前舌象不容忽视。

第6天
舌诊的临床意义

舌诊法在我国具有悠久的历史。早在《内经》中已有"舌干"、"舌上黄"等记载。《临证验舌法》说："凡内外杂症，无一不呈其形、着其色于舌……据舌以分虚实，而虚实不爽焉；据舌以分阴阳，而阴阳不谬焉；据舌以分脏腑、配主方，而脏腑不差、主方不误焉。危急疑难之顷，往往症无可参，脉无可按，而惟以舌为凭；妇女幼稚之病，往往闻之无息，问之无声，而惟有舌可验。"随着中医学的发展，舌诊法已成为诊察疾病的一种常规手段，广泛运用于临床。在疾病发展过程中，舌苔之变化迅速而明显，能够客观地反映病情，也不会有假证假脉的现象。所以舌诊法对八纲辨证，推测病情轻重归转，以及确定诊断治疗都具有十分重要的意义，这也是中医学在诊断方面的一大特色。

《辨舌指南》曰："辨舌质可决五脏之虚实，视舌苔可察六淫之浅深。"在临床上望舌大体可以得出证属寒热、虚实、表里的初步印象。对于寒热的辨别，凡病属热者，其舌质必赤，舌苔干涩深黄而厚腻，甚或焦黑起刺；病属寒者其舌质多淡白，苔多津湿而光滑。对于虚实的辨别，凡病属实者，其舌必坚敛而苍老；病属虚者，其舌必浮肿而娇嫩。对于表里的辨别，一般邪气在表，苔多薄白不干，逐渐传里，则苔渐由白而黄，由薄而厚，由润而干。此外从舌苔的部位辨证可间接推测病变的脏腑，如舌尖红起刺多属心火有余，舌边红赤多为肝胆郁热，胃有热则舌中苔黄而厚。

在温病诊断方面，舌诊更有其特殊的意义，辨别温病卫气营血的发展过程，往往要依靠舌质、舌苔的颜色变化来作为重要的诊断依据。如温邪在卫气分的舌淡红，苔薄白转微黄。若热传营，必舌色红苔黄，若见舌质红绛，舌苔灰黑色为温热邪入血分。同时还可以根据舌面之燥、湿、干、润来推测津液的存亡。

在临床上我们还发现舌体不同部位的外伤或瘀血斑显示特殊的意义。如原发性肝癌、血吸虫肝硬化的病人在舌面两侧多有两条紫黑色的成条纹状的斑点，西医学上称为"肝瘿线"，可以帮助早期做出诊断；钩虫病患者之舌苔，多见苔白无华而扪之有津；蛔虫病患者多见舌两侧蘑菇状乳头及舌尖部肥大充血，呈圆形红色小点，小点四周又分布有灰白色略圆而边缘不齐的小点；高血压、冠心病的病人，舌质常为紫绀色；甲状腺功能亢进的患者常见舌颤动。偏瘫中风初期也有舌体歪斜现象。

《辨舌指南》云："舌苔有由白而黄，由黄而黑者，顺证也；有由白而灰，由灰而黑，不由黄转黑者，此谓之里陷者，逆证也。此因误用温燥之药过多之故，难得挽救。其由黄而黑者，乃阳明热结之故，润下得法，胃腑炭气得以外出也，故顺证也。苔黄转黑枯者，真阴将绝也"。从舌象的变化，可以测定病情的顺逆。一般认为舌苔白而转黄，由黄而退，而复生新薄白的苔，此为顺象。而舌苔由白变灰，而转黑，此为逆象。如恶性肿瘤"化疗"或"放疗"后的病人的舌苔多为红绛光剥，干裂溃疡，这类舌苔出现的病人多属于阴亏之证，病情发展较快，愈后多为不良。而阳亏的病人，病情变化较慢，治疗时间较长，但预后却多为良好。

此外，舌诊对于指导临床用药有重要的意义，古今医家对辨舌用药积累了丰富的经验。如温病初起，舌苔白而少津者，宜杏仁、桔梗、牛蒡之类辛润以解束缚，桑叶、姜皮之类，轻清解燥热，佐栀子、连翘之微苦微寒之剂而治之。而舌苔白而底绛，属温遏热伏，宜辛淡、轻清泄湿热之品，用"三仁汤"之白蔻仁、滑石、淡竹叶清化之。又如舌白苔润，口唇面色俱萎白，此乃脾胃虚寒，脾无火所致受湿泄泻之证，治宜"参苓白术散"加附子、肉桂以治之。若舌中苔黄，舌尖赤或起芒刺者为脾心热，治宜黄芩、黄连、麦冬、竹叶之类以泄脾心之火。如舌边赤或芒刺，舌中苔厚而黄者为肝胃热者，宜柴胡、白芍药、麦门冬、石斛、知母、石膏之类泻肝火除胃热。又如满舌紫红色又无苔而绛的舌，亦属肾阴虚，治宜生地黄、熟地黄、麦门冬、天门冬等疏水补肾的药物而治之。

综上所述，舌诊作为中医学传统的诊察疾病的一种方法，历史渊源久远，内涵丰富，时至今日仍在临床上占有非常重要的地位，是一项不可或缺的诊察项目，已为世人所公认，引起了医学界的关注和研究，并已取得一定的进展。但总体来看，应用现代科学技术对各种舌象产生和变化的原理及规律、舌象变化与许多疾病之间的内在联系等方面研究仍然不够，尚未取得突破性的成果，这都是今后需要加强和努力的。虽然现代日益提高的诊疗技术已广泛应用于临床，使临床辨证的准确率得到极大的提高，但舌诊以其简、便、廉、效的显著特点仍然为广大医务工作者所青睐。随着现代技术的发展，对舌诊现代化、客观化研究的深入，舌诊的临床应用将会有更加广阔的空间。

第 7 天
体质与舌象

由于先天禀赋的差异，每个人的体质不尽相同，舌象可以出现一些差异。如《辨舌指南》中说："无病之舌，形色各有不同，有常清洁者，有稍生苔层者，有鲜红者，有淡白色者，或为紧而尖，或为松而软，并有牙印者……此因无病时各有禀体不同，故舌质亦异也。"正常人的舌象如《舌苔统志·舌胎新例》所述："舌为心之苗，其色当红，红不娇艳；其质当泽，泽非光滑；其象当毛，毛无芒刺；必得淡红上有薄白之苔气，才是无邪之舌。"用现在的通俗语言描绘，就是舌质淡红且润泽，舌苔薄白而嫩细。望见此舌，说明此人血充气畅，鼓动有力。少数人由于禀赋特殊和生理的差异，舌质的颜色略有偏红偏淡的不同，亦不属病态。由于舌通过经络和经筋的循行与五脏六腑相互联系，不仅是心之苗窍，脾之外候，且是五脏六腑之外候。所以，我们在临床上通过望舌色，便可测知体质禀赋强弱和脏腑经络气血的部分变化。

舌诊能敏锐地反映机体气血的盛衰，年龄不同，正气盛衰有别，都能在舌象上反映出某些规律性的变化。儿童时期，年龄越小，舌象蕈状乳头越丰富，饱满而透明，看上去有一种生气蓬勃之感。随年龄增大，蕈状乳头数也随之减少。

曹炳章在《辨舌指南》中指出："盖体格之良否，虽关于健康，然与疾病发生时，以及日后可治与不可治，亦多有研究价值。"一般来说，体格强壮者，舌质阔厚而平坦，舌色淡红，舌背常有滑苔；体格薄弱者，舌质尖薄，边尖多红或紫，或边有齿痕，舌中少苔或无苔；中等体格，舌质狭长不厚，色淡红，有薄苔。舌体胖大边有齿痕者多为湿盛体质；舌质红而少苔者多属阴虚体质。肺痨体质舌象多为舌体薄，边尖红赤，舌根有厚腻苔，舌中、舌尖无苔，常有津液；卒中体质多为舌质阔厚而长，尖端平圆，色淡红而白，常有白腻垢苔；神经质体质者多为舌质薄小而端尖，边红略紫，苔薄而无浮垢；腺病体质多见于小儿，舌质薄短而尖，色紫红，苔灰白而少。裂纹舌、齿痕舌、地图舌等，如属于先天性者，除有相应病理表现外，一般情况下多无临床意义。

此外，季节与地域的差别会产生气候环境的变化，引起舌象的相应改变。在季节方面，夏季暑湿盛行，舌苔多厚，多见淡黄色；秋季燥气当令，苔多偏薄偏干；冬季严寒，舌常湿润。在地域方面，由于不同地理位置的气候不同，饮食习惯不同，如我国东南地区偏湿偏热，西北及东北地区偏寒冷干燥，所以不同地域的居民体质也不相同，表现在舌象上也有一定的差异。

年龄也是舌象生理变化的重要因素之一。如老年人精气渐衰，气血常常偏虚，脏腑功能减退，气血运行缓慢，舌色多暗红；儿童阴阳稚弱，脾胃功能尚薄，生长发育很快，往往处于代谢旺盛而营养相对不足的状态，故舌多淡嫩，舌苔偏少易剥。舌象一般与性别无明显的关系，但女性受月经周期的生理影响，在经期可以出现舌蕈状乳头充血而舌质偏红，或舌尖边部点刺增大，月经过后恢复正常。

从西医学角度上讲，舌体舌态和润泽度的变化与血容量和血浆成分有密切关系。如血容量充实，血浆蛋白和电解质比例正常，则舌不胖不瘦，不干不滑，不会导致异常形态，如舌质胖嫩，或舌呈荷叶边形（锯齿形）。如一旦出现前述情况，一般标志着体液在舌组织内积存，或为舌组织郁血，或为心力不足，或为钠之潴留，或为血浆蛋白过低等，这些因素都可导致舌的胖胀。如舌干瘦红薄，一般标志着血液浓缩、维生素和电解质过度丧失等。如吐、泻、汗过之失水，高热之失水伤阴，以及肠梗阻、伤寒（肠伤寒）之末期等等。严重时还可导致舌卷干缩。舌象变化能反映机体的内分泌状态，许多内分泌疾病在舌上都有特异性变化。如淡白舌的形成与肾上腺皮质功能不足关系密切，但是光红舌质与甲状腺功能亢进有一定联系，过量的甲状腺素促进血液循环，扩张舌中毛细血管，故舌质光红少苔。舌象的形成受到内分泌的调节和影响，能够反映机体内分泌水平。

临床实践证明，在一些疾病的病理性变化过程中，舌和苔的变化，比较迅速而明显，能够早期反映出病变的部位和性质。如偏瘫病人，在未患中风之前，舌体就已出现偏歪和震颤；黄疸病人，在未出现黄疸之前，舌苔往往已现黄滑腻苔多。又如温病病人，将要发斑之前，已在舌上出现斑点，这些都是疾病演变的预兆，提示人们早期诊断及提早预防。

舌象与体质的关系体现出中医"治未病"的高明之处。在健康范围内舌象的不同表现提示给我们：正气的虚实、病邪的强弱随时都可将机体从生理平衡状态推向病理失衡状态。舌象只是机体处于一种动态状况的外在征象。舌诊内涵是从动态中总结出的高品位真谛，吻合于现代信息学理论。掌握并利用好舌象与体质的关系，不仅有助于指导生活养生，更可以随时掌握机体的健康状况，达到未病先防和既病防变的目的。

第**9**周

常见病证与舌象（1）

在前面的内容中，我们分别对舌诊的方方面面进行了论述，包括舌质、舌苔及全面综合分析舌象，具体到临床病证的话，我们该如何运用舌诊呢？本周选取感冒、哮病、肺痈、肺胀、胸痹、鼓胀及水肿7个疾病，来讲述如何运用舌诊进行中医辨证。

第 1 天
感　冒

提起感冒，大家最熟悉不过了，那么您得了感冒的时候有没有注意观察自己的舌苔是什么颜色的呢？大家可能也知道感冒有不同的分型，最熟悉的便是风寒感冒和风热感冒，今天我们就一起学习一下怎么通过舌诊来辨别不同的感冒类型。

1. 辨证论治

（1）风寒感冒：大学生小董近日忙于复习考试，休息不好，又不小心淋了点雨，回到宿舍之后便感觉害冷，打喷嚏，流清涕，观察他的舌苔薄白而润，小董这时得的便是风寒感冒。风寒感冒往往是由于气候突变、冷热失常，或者起居不当、过度疲劳，使机体的免疫功能失调，而使风寒之邪侵袭肌表。这时我们可以用荆芥、防风、紫苏叶、葱白、生姜等药物解表散寒，也可服用感冒清热颗粒、通宣理肺丸等中成药治疗。

（2）风热感冒：会出现发热、咽干、咽痛、流黄浊涕、咳黄黏痰等症状，这时患者的舌苔会是薄黄或者黄厚的，而且舌边舌尖发红，这时可用金银花、连翘、栀子、薄荷这些药物来疏风清热，或者服用清开灵颗粒、苦甘颗粒等中成药。需要注意的是得了风热感冒的朋友不可盲目发汗，因大量出汗后有可能伤阴动阳，使病情更为复杂，迁延难愈。小儿感冒的时候还容易积食，患儿腹胀呕吐，不思饮食，舌苔厚腻，这时我们可以在解表药中加入山楂、鸡内金、神曲等来消食化积，表里双解。

（3）暑湿感冒：到了夏天，天气闷热，湿度比较大，大家都比较贪凉，如吹空调、冷水浴等，这时候也很容易得感冒，而这时的感冒症状却又与一般的感冒有所不同，有头昏脑胀、身重倦怠、胸闷欲呕、汗出而热不退的症状。如果观察舌象则会发现舌苔薄黄而腻，这便是暑湿感冒。暑湿感冒需要

161

使用一些清热解暑、芳香化湿的药物，诸如鲜荷叶、鲜芦根、香薷、藿香等，常用的中成药则有藿香正气口服液、暑湿感冒冲剂、清暑益气丸等，暑湿感冒较为缠绵，但只要我们对证用药，注意调理，也会很快痊愈。

（4）阴虚感冒：那么感冒是不是只有以上这三种呢？明代的名医张景岳曾经诊治过一名感冒病人，这个病人高热不退，神志不清，口渴而饮大量冷水，大便秘结。众多医生都认为这是个实热证，用了大量寒凉的药物而不见效。张景岳却发现这个病人的舌头"芒刺干裂、焦黑如炭"，认为这是属于"阴虚伤寒"，于是使用大剂滋补肾阴的药物，终于将这个病人从鬼门关救了回来。

刚才故事中这个病人的感冒就不属于刚才提到的这三者之列，而是"阴虚感冒"。阴虚感冒的患者会出现头昏心烦、口干口苦、干咳少痰的症状，这时病人的舌头色红而舌苔较少，故事中病人的舌头"焦黑如炭"，那真是已经到了"真阴耗竭"的程度，危及生命了。而普通的阴虚感冒却没有那么可怕，我们可以在解表的药物中加用一些滋阴之品，比如玉竹、沙参、麦冬等。在生活中也可以食用一些养阴的食物，诸如梨、莲藕、荸荠等来调理身体，使感冒更快痊愈。

（5）气虚感冒：除了上文中的阴虚感冒外，我们还常常碰见另一种类型的感冒，这类病人平时神疲体弱，气短懒言，容易反复感冒，感冒之后恶寒发热、咳嗽、咯痰无力、舌淡苔薄白。这便是"气虚感冒"，气虚感冒的病人用药不可过用发散的药物单纯祛邪，更不能强行发汗，使正气更虚。此时我们要在疏散药中加入扶助正气的药物，诸如党参、茯苓、甘草等，扶正祛邪。平素容易得感冒的朋友可以经常服用"玉屏风散"来益气固表，预防感冒。玉屏风散由黄芪、防风、白术3味药组成，也可以到药店购买"玉屏风颗粒"，按说明服用。发作的时候可以服用参苏饮。

（6）复杂类型的感冒：了解了这么多类型的感冒以及不同感冒时的舌象变化，当我们得了感冒的时候，仔细观察一下自己的舌头，就不怕辨错证、吃错药了。当然临床上也会有一些非常复杂的感冒。清代名医杨乘六，擅长脉诊与舌诊，著有《临证验舌法》一书，他曾经诊治过一位感冒病人，这位病人得了感冒之后，恶寒高热，头痛头昏，服用了发汗药后，却出现"目直耳聋，口渴便闭"的情况，又改用泻火解毒药，结果发热比之前更为严重，而且胡言乱语，情况非常危急。杨乘六给他诊治时，发现"其脉洪大躁疾而空，其舌干燥焦黄而胖"，杨乘六认为如果这个病人属于实热证的话，舌头必然干燥焦黄而坚硬瘦小，但这个人舌象虽然焦黄但却十分胖大，据此他认为这人应该属于阴虚火旺证，因此给他用了补益气血、养阴清热的药，服药后病人舌象转为红润而逐渐痊愈。因此，当我们遇到这种复杂的感冒时，要结合临床表现，综合舌脉，抽丝剥茧，仔细分析，方为万全之策。

2. 平素调护

一般来说，感冒还是属于比较轻浅的疾病的，只要能及时而恰当地治疗，均可较快痊愈。但对于老人、幼儿以及体质虚弱的患者，必须要加以重视，防止病情传变。生活中我们更要重视对感冒的预防，积极锻炼，注意保暖，合理作息，正如古人所言："正气存内，邪不可干"。增强体质才是健康的根本。

第**2**天

哮 病

今天我们来学习一下怎样通过舌诊来协助哮病的诊治。哮病即是我们常说的"哮喘",全称"支气管哮喘",是内科常见病证之一。多为气候诱发,所以在我国北方更为多见。发病率约占总人口 2% 左右。中医药对本病积累了丰富的治疗经验,方法多样,疗效显著,不仅可以缓解发作时的症状,而且还可以通过扶正治疗,达到祛除凤根,控制复发的目的。

哮病的发病原因有哪些呢?《证治汇补·哮病》中提到哮病的发病机制为"内有壅塞之气,外有非时之感,膈有胶固之痰,三者相合,闭拒气道,搏击有声,发为哮病"。简单来说就是宿痰内伏于肺,每因外感、饮食、情志、劳倦等诱因而引触,以致痰阻气道,肺失肃降,肺气上逆,痰气搏击而发出痰鸣气喘声。哮病的病理因素以痰为主,正如朱丹溪所言:"哮病专主于痰"。痰的产生主要由于人体津液不归正化,凝聚而成,如果伏藏于肺,则成为哮病发作的潜在"凤根",因气候、饮食、情志、劳累等诱发,这些诱发因素每每错杂相关,其中尤以气候变化为主。

1. 发作期

哮病发作若病因于寒,素体阳虚,痰从寒化,属寒痰为患,则发为"冷哮";病因于热,素体阳盛,痰从热化,属痰热为患,则发为"热哮";如"痰热内郁,风寒外束"引起发作者,可以表现为外寒内热的"寒包热哮";痰浊伏肺,肺气壅实,风邪触发者则表现为"风痰哮";反复发作,正气耗伤或素体肺肾不足者,可表现为"虚哮"。

（1）冷哮

退休在家的李大爷近些天因为天气转凉,哮喘发作,呼吸急促,喉中哮鸣有声,胸口满闷,兼之咳吐清稀泡沫样痰,且舌苔白滑。李大爷这时的表现就是典型的冷哮。

冷哮发作的病人由于体内阴盛,阳气不能宣达,故而面色晦暗,形寒怕冷，而舌苔白滑，天冷或受寒之时容易发作。对于冷哮发作的病人我们常用射干麻黄汤，方中以射干、麻黄宣肺平喘，化痰利咽；干姜、细辛、半夏温肺化饮降逆；紫菀、款冬花化痰止咳；五味子收敛肺气；大枣、甘草和中。诸药合用，以宣肺散寒，化痰平喘。

（2）热哮

段某某，男，19 岁，油漆工。2004 年 11 月初诊。阵发性喉间痰鸣气促 2 年，再发 5 天。患者 2 年前闻油漆后胸闷、气促，约 20 分钟后自行缓解，但以后遇感冒、闻油漆后则复发，曾用"头孢拉定"、"阿莫西林"及"氨茶碱"，无明显疗效。近 5 天因闻油漆后哮喘复发，且持续不能缓解，呼吸困难，大汗淋漓，喉中哮鸣有声，胸憋气喘，不能平卧，咳嗽阵作，咳痰色黄，黏浊稠厚，排吐不利，口干而咽痛，不恶寒，心慌烦躁，精神不振，疲乏无力，纳食不香。舌质红，舌苔黄腻，脉细数。

患者以发作性的喉中痰鸣为主症，并见胸憋气喘、不能平卧，因此诊断为哮病，又因加重 5 天，呼吸困难，大汗淋漓，当属发作期的哮病。本证属哮病发作期之热哮证，痰热蕴肺故可见舌质红，苔黄腻。患者职业油漆工，吸入异味后影响肺气宣发，津液凝聚，痰浊内蕴，成为伏痰，每遇外感或异味诱发，故呈反复发作；痰随气升，气因痰阻，相互搏结，壅塞气道，肺失宣肃，通畅不利，发为哮病，故见喉中哮鸣有声、呼吸困难。治宜清热宣肺，化痰定喘。方用定喘汤加减，以麻黄宣肺平喘；黄芩、桑白皮清热肃肺；杏仁、半夏、款冬、苏子化痰降逆；白果敛肺，并防麻黄过于耗散；以甘草调和诸药。

（3）寒包热哮：寒包热哮证属"外寒内热"，可见舌边尖红，舌苔白腻，喉中哮鸣有声，胸膈烦闷，呼吸急促，喘咳气逆，咯痰不爽，痰黏色黄，或黄白相兼，烦躁，发热，恶寒，身痛，大便偏干。

（4）风痰哮：可见舌苔厚浊，喉中痰涎壅盛，哮鸣声高，喘急胸满，但坐不得卧，咯痰黏腻难出，或为白色泡沫痰液，无明显寒热倾向，面色青暗，起病多急，倏忽来去。

（5）虚哮：舌质淡或偏红，或紫黯，喉中哮鸣如鼾，声低，气短息促，动则喘甚，发作频繁，甚则持续喘哮，口唇爪甲青紫，咯痰无力，痰涎清稀或质黏起沫，面色苍白或颧红唇紫，口不渴或咽干口渴，形寒肢冷或烦热，脉沉细或细数。

（6）喘脱危证：若哮病反复久发，则可见喘息气促，鼻翼煽动，张口抬肩，烦躁，昏蒙，面色青暗，四肢厥冷，汗出如油，脉细数不清或浮大无根，舌质青黯，苔腻或滑，此属喘脱危证，病情危急，当及时送医处理。

2. 缓解期

哮病治疗当遵循"发时治标，平时治本"的原则。

（1）脾肺气虚证：可见舌淡苔白，气短声低，喉中时有轻度哮鸣，痰多质稀，色白，自汗，怕风，常易感冒，倦怠无力，食少便溏。治宜健脾益气，补土生金，以党参、白术健脾益气；山药、薏苡仁、茯苓甘淡补脾；法半夏、橘皮燥湿化痰；五味子敛肺气；甘草补气调中。

（2）肺肾两虚证：可见气促短息，动则喘甚，吸气不利，咳痰质黏起沫，脑转耳鸣，腰膝酸软，不耐劳累。

（3）其他：若阴虚甚者，则见舌红少苔；若阳虚甚者，则见舌胖苔白。上述各类证候，在同一患者多次发作中，可先后交叉出现，故既应辨证，又不能守证。

3. 平素调护

哮病的调护，应注重夙根的形成及诱因的作用，故应注意气候影响，做好防寒保暖，防止外邪诱发。避免接触刺激性气体及易致过敏的灰尘、花粉、食物、药物和其他可疑异物。戒烟酒，饮食宜清淡而富营养，忌生冷、肥甘、辛辣、发物等，以免伤脾生痰。防止过度疲劳和情志刺激。鼓励患者根据个人身体情况，选择太极拳、内养功、散步、慢跑、呼吸体操等方法长期锻炼，增强体质，预防感冒。平时可服用玉屏风散、肾气丸等药物，以调护正气，提高抗病能力。

第*3*天

肺 痈

肺痈是肺叶生疮,形成脓疡的一种病证。孙思邈《备急千金要方·肺痈》中说:"胸中满而阵寒,脉数咽干而不渴,时时出浊唾腥臭,久吐脓如粳米粥,是为肺痈。"临床上肺痈以咳嗽、胸痛、发热、咯吐腥臭浊痰,甚则脓血相兼为主要特征。根据肺痈的临床表现,与西医学所称肺脓肿基本相同。其他如化脓性肺炎、肺坏疽及支气管扩张、支气管囊肿、肺结核空洞等伴化脓感染而表现肺痈证候者,也可依本文辨证施治。

肺痈发病的主要原因为感受外邪,内犯于肺,或因痰热素盛,蒸灼肺脏,以致热壅血瘀,酝酿成痈,血败肉腐化脓。肺痈的病理演变过程,可以随着病情的发展、邪正的消长,表现为初期、成痈期、溃脓期、恢复期等不同阶段。

1. 辨证论治

(1)肺痈初期:舌苔薄白或薄黄,同时见恶寒发热,咳嗽,痰色白而黏,量由少渐多,胸痛,咳时尤甚,呼吸不利,口干鼻燥等症。治当疏风散热,清肺化痰。方以银翘散加减,以金银花、连翘、芦根、竹叶疏风清热解毒;桔梗、贝母、牛蒡子、前胡利肺化痰。表证重者可加薄荷、豆豉疏表清热;热势较甚者,加鱼腥草、黄芩清肺泄热;胸痛者加郁金、桃仁活血通络。

(2)成痈期:舌苔黄腻,兼见身热甚,时时阵寒,继而高热汗出,烦躁不安,咳嗽气急,胸闷作痛,难以转侧。咳吐黄绿色浊痰,自觉喉间有腥味。《寿世保元·肺痈》中提到"用黄豆一粒,予病人口嚼,不觉豆之气味,是肺痈也",即是说肺痈病人吃生黄豆或生豆汁不觉其腥。成痈期治疗的关键是清肺解毒,化瘀消痈,当以冬瓜仁、桃仁、桔梗、薏苡仁化浊行瘀散结;黄芩、银花、鱼腥草、蒲公英、芦根等清肺解毒消痈。

(3)溃脓期:可见咳吐大量脓痰,或如米粥一样,或痰血相兼,腥臭异常,时有咳血,胸中烦满而痛,甚至气喘不能平卧,身热面赤,烦躁口渴。察舌象舌质红,苔黄腻。《医学入门·痈疽总论》说:"肺痈……咳唾脓血腥臭，置之水中即沉。"《医灯续焰·肺痈脉证》谓："凡人觉胸中隐隐痛，咳嗽有臭痰，吐在水中，沉者是痈脓，浮者是痰。"溃脓期的治疗以排脓解毒为主，方以加味桔梗汤加减。用桔梗、薏苡仁、冬瓜子排脓散结化浊；鱼腥草、金荞麦根、败酱草清热解毒排脓；银花、黄芩、芦根以清肺热。溃脓期是病情顺与逆的转折点，若溃后声音清朗，脓血稀而渐少，腥臭味转淡，饮食味觉正常，身体不热，坐卧如常人，则属于顺证，预后良好。反之若溃脓后声音嘶哑无力，脓血如败卤，腥臭异常，气喘，鼻翼煽动，胸口疼痛，坐卧不安，身热不退，颧颊发红，指甲青紫，则为肺叶腐败之恶候，提示预后不良。

（4）恢复期：①阴伤气耗型：舌红苔薄，并且身热渐退，咳嗽减轻，脓痰日少，臭味渐淡，心烦口渴，潮热盗汗，神疲乏力，面色无华，形体消瘦，精神萎靡。当用沙参、麦冬、百合、玉竹等益气养阴；桔梗、甘草、薏苡仁、冬瓜仁等清热化痰。②邪恋正虚型：舌红，苔少或黄，咳嗽，咳吐少量脓血，反复迁延日久不愈，潮热心烦，口燥咽干，自汗，气短，身体消瘦，神情萎靡，面色不华。可用阿胶、麦冬、百合等益气养阴；桔梗、甘草、杏仁、浙贝、枳壳等排脓解毒；金银花、连翘、红藤、夏枯草清热解毒散结。

2. 平素调护

凡属肺虚或原有其他慢性疾患，肺卫不固，易感受外邪者，当注意寒温适度，起居有节，以防受邪致病，并严格禁烟酒及辛辣食物，以免燥热伤肺。一旦发病，则当及时治疗，力求在成脓前得到消散，或减轻病情。

肺痈患者应安静卧床休息，每天观察记录体温、脉象、舌象的变化和咳嗽情况，以及咳痰的色、质、量、味。注意室温的调节，做好防寒保暖。在溃脓后可根据肺部病位，予以体位引流。如果出现大量咯血，应警惕血块阻塞气道，或出现气随血脱的危证，应当及时对症处理并送医急救。

肺痈患者在饮食上宜食高蛋白、富含维生素、清淡而易消化的食物，不宜食油炸、高脂、韭菜等不宜消化的食物。肺痈患者忌食辛香燥辣及温热性的食物，如葱、蒜、辣椒、生姜、羊肉、狗肉、鹅肉、猪头肉等。高热者可予以半流质饮食。多吃水果，如橘子、枇杷等，这些水果都具有生津化痰的作用。每天可以用薏米煲粥，或者用新鲜芦根煎汤代茶饮。

肺痈患者还当注意避免精神刺激和过度劳累，因精神刺激、过度劳累均不利于机体的康复。在恢复期，青少年患者应适当参加体育活动以促进身心的发育，老年患者因身体抵抗力差，可参加太极拳等健身活动，增强肺活量，有利于肺功能的改善，增加身体抗病能力。

第**4**天

肺　胀

肺胀是指多种慢性肺系疾患反复发作，迁延不愈，致肺、脾、肾三脏虚损，从而导致肺气胀满，不能敛降的一类病证。肺胀的临床表现为胸部膨满，憋闷如塞，喘息上气，咳嗽痰多，烦躁心悸，面色晦暗，或见唇甲紫绀，脘腹胀满，肢体浮肿等。病程缠绵，时轻时重，经久难愈，严重者可出现神昏、惊厥、出血、喘脱等危重症状。肺胀的发生多因先天禀赋不足或喘息、久咳、慢性肺系疾病所引起。肺胀是内科常见病、多发病。当西医学中慢性阻塞性肺疾病、慢性肺源性心脏病、肺气肿出现肺胀的临床表现时，可参考肺胀进行辨证论治。

1. 辨证论治

从中医学理论来讲，肺胀的病理因素主要为痰浊水饮与血瘀互为影响，兼见同病。痰的产生，病初由肺气郁滞，脾失健运，津液不能得到运化而形成，渐因肺虚不能化津，脾虚不能转输，肾虚不能蒸化，痰浊在体内潴留愈发严重，喘咳诸证持续难已。久而久之，机体阳虚阴盛，气不化津，痰液从寒化为水饮，留于上焦，迫肺则咳逆上气，凌心则心悸气短；痰湿困于中焦，则食欲减退，恶心呕吐，脘腹胀满，便溏；饮溢肌肤则为水肿尿少；饮停胸胁、腹部而为悬饮、水臌之类。

明白了肺胀的病因及病机，那么我们该如何在辨证论治的过程中合理使用舌诊呢？

（1）痰热壅肺证

沈某，男，45 岁，11 月就诊。患者支气管扩张史 10 余年，近年反复发作咳嗽，气喘，咯痰黏稠，量多无腥臭，时痰中带血，气喘，活动后明显，近 5 天因食烧烤，出现发热，体温 39℃，且上症加重，舌红暗苔黄，脉滑数。

查体桶状胸，听诊双肺干湿啰音。心电图：右心肥大，肺型P波。

沈某所患的便是肺胀，且证属痰热郁肺。因邪热壅盛，痰瘀阻肺，故可见舌红苔黄。此证是由于痰热壅肺，肺脏失于清肃，以致肺气上逆而发。治当清肺化痰，降逆平喘。以黄芩、石膏、桑白皮清泄肺中郁热；杏仁、半夏、苏子化痰降气平喘。若痰热内盛，痰质黏稠不宜咯出者，可酌加鱼腥草、金荞麦、栝楼皮、贝母等清热化痰利肺；若痰鸣喘息，不得平卧，可用射干、葶苈子泻肺平喘；若口干舌燥严重，则加用天花粉、知母、芦根以生津润燥。

（2）外寒内饮证：可见舌体胖大、质淡暗，苔白滑，且咳嗽，气逆，喘息，胸满不得平卧，恶寒，或有发热，无汗，周身酸楚，咯痰白稀、呈泡沫状，口干不欲饮，面色青黯。治当温肺散寒，降逆涤痰，方用小青龙汤加减，以麻黄宣发肺气而平喘，桂枝温阳以利内饮之化，干姜、细辛温肺化饮，五味子敛肺止咳，芍药和营养血，半夏燥湿化痰，和胃降逆。诸药合用，使风寒解，水饮去，宣降复，则诸症平。

（3）痰蒙神窍证：症见神志恍惚，表情淡漠，谵妄，烦躁不安，嗜睡，甚则昏迷，或伴肢体瞤动，抽搐，咳逆喘促，咳痰不爽，舌苔白腻或黄腻，舌质暗红或淡紫。乃是由于痰蒙神窍，引动肝风所致。因是痰瘀互结，痰热扰心，故可见舌质暗红或淡紫，舌苔白腻或黄腻。治当以涤痰、开窍、息风。方以涤痰汤加减，用半夏、茯苓、橘红、胆南星涤痰息风；竹茹、枳实清热化痰利膈；菖蒲、远志、郁金化痰降浊。另外可配服至宝丹或安宫牛黄丸以清心开窍。

（4）阳虚证：①心肾阳虚：症见舌体胖大，舌质黯，舌苔白滑，且心悸，喘咳，咯痰清稀，面部、下肢浮肿，甚至一身悉肿，腹部胀满有水，胃脘饱胀不舒，纳差，尿少，怕冷，面唇青紫。这是由于患者心肾阳虚，以致水饮内停为病。可用附子、肉桂温肾通阳；茯苓、白术、猪苓、泽泻、生姜健脾利水；赤芍活血化瘀，温肾健脾，化气利水。②肺肾气虚：水饮消除后，患者可见呼吸浅促难续，声音低微，甚则张口抬肩，倚息不能平卧，咳嗽，痰如白沫，咯吐不利，胸闷心慌，形寒汗出，或腰膝酸软，小便清长，或尿有余沥，舌质淡或黯紫，苔白润。由于病久气血俱虚，治当补肺纳肾，降气平喘。以党参、黄芪、炙甘草补肺；虫草、熟地、胡桃肉益肾；五味子收敛肺气；磁石、沉香纳气归元；紫菀、苏子、法半夏、橘红化痰降气。

2. 平素调护

预防本病，当以预防原发病为先，防止经常感冒、内伤咳嗽迁延发展成为慢性咳喘，是预防本病形成的关键。既病之后，更应注意保暖，秋冬季节，气候变化之际，尤需避免感受外邪。一经发病，立即治疗，以免病情加重。饮食宜清淡，不吃过敏食物、油腻食品，多吃青菜、水果，可以清肺化痰，保持气道通畅，缓解症状。忌烟、酒及辛辣食物，吸烟可引起咳喘症状加重，饮酒会使咳嗽加重，诱发本病发作。慢性阻塞性肺疾病病人由于通、换气功能受损害，有不同程度的缺氧，尤其活动后加剧，所以居住和工作环境要温暖舒适，空气要新鲜，常开门窗、多晒太阳，居室内保持一定湿度。肺胀病人还可以常练太极拳以改善呼吸机能，使肺活量变大，提高呼吸肌协调性，从而改善肺通气功能。

第5天

胸　痹

胸痹是指以胸部闷痛，甚则胸痛彻背，喘息不得卧为主症的一种疾病，轻者仅感胸闷如窒，呼吸欠畅，重者则有胸痛，严重者心痛彻背，背痛彻心。根据本证的临床特点，主要与西医学的冠状动脉粥样硬化性心脏病（心绞痛、心肌梗死）关系密切，其他如心包炎、二尖瓣脱垂综合征、病毒性心肌炎、心肌病、慢性阻塞性肺气肿等，出现胸闷、心痛彻背、短气、喘不得卧等症状者，亦可按胸痹辨证论治。

1. 辨证论治

胸痹的发生多与寒邪内侵、饮食失调、情志失节、劳倦内伤、年迈体虚等因素有关。其病机可分虚实两个方面，实者为寒凝、血瘀、气滞、痰浊，痹阻胸阳，阻滞心脉；虚者为气虚、阴伤、阳衰，五脏亏虚，心脉失养。在胸痹的形成和发展过程中，大多因实致虚，也有因虚致实者。本病多在中年以后发生，如治疗及时得当，可获较长时间稳定缓解，如反复发作，则病情较为顽固。病情进一步发展，可见心胸卒然大痛，甚则可"旦发夕死，夕发旦死"，因此需要引起重视。

（1）心血瘀阻证：中医认为"心开窍于舌，舌为心之苗"，因心主血脉，而舌的脉络丰富，心血上荣于舌，故人体气血运行情况，可反映在舌质的颜色上。心血瘀阻证舌色暗红少津，或有紫斑，舌苔白或干，同时兼见心胸疼痛，如刺如绞，痛有定处，夜间为甚，甚则痛彻心背，或是痛时牵引肩背，伴有胸闷，日久不愈，可因暴怒、劳累而加重，脉弦涩。这是由于血络瘀滞，胸阳痹阻，心脉不畅所致。治疗上可以用血府逐瘀汤加减，以川芎、桃仁、红花活血化瘀，和营通脉；柴胡、枳壳、牛膝调畅气机，行气活血；当归、生地补养阴血；降香、郁金理气止痛。若卒然心痛发作，可含化复方丹参滴丸、速效救心丸等活血化瘀、芳香止痛之品。需要注意的是，舌色暗，是血脉瘀阻，但致瘀之因是多方面的，应谨察病机。若一见舌质暗红或紫，即一味丹参、赤芍、桃仁、红花俱下，血瘀未愈，反而使身体衰败，多致病机复杂，甚至不治。

心血瘀阻证是胸痹之中最常见的证型。

（2）痰湿阻滞证：国医大师李振华曾诊治过一例胸痹患者，病案如下。

孙某，男，47 岁。间断性胸闷气短 1 年余，劳累、情绪激动时加重。1 年前曾行心脏支架手术 2 次，现仍胸闷气短，且呈加重趋势。查面色萎黄，形体肥胖，舌体胖大，边有齿痕，舌质淡、苔薄白，脉细滑。诊为胸痹，证属痰湿阻滞，治宜健脾化湿，通阳宣痹。方用栝楼薤白桂枝汤加减：栝楼、薤白、檀香、丹参、白蔻仁、荷叶、泽泻、白术、茯苓、陈皮、半夏、香附、砂仁、厚朴、小茴香、乌药、桂枝、白芍、枳壳、木香、郁金、九节菖蒲、甘草。水煎服，日 1 剂。守方调理 2 月余，诸症大减。

这便是 1 例证属痰湿阻滞的胸痹证，因患者痰湿阻滞，胸阳不振，故而舌体胖大，边有齿痕，舌淡，苔白或浊腻，若以热痰为主者舌苔多黄白。除胸闷气短外，往往还会有肢体沉重，倦怠乏力，便溏，纳呆甚则呕恶，咯吐痰涎诸症，若为痰热偏重者可见大便秘而不爽。上方用栝楼、薤白化痰通阳；檀香、香附、乌药行气止痛；半夏、郁金清化痰热；茯苓、甘草、白术健脾益气；九节菖蒲、陈皮、枳壳理气宽胸。诸药合用，共收豁痰泻浊，通阳宣痹之功。

（3）气虚血瘀证：舌质暗红，而舌面湿润，舌体胖，边有齿痕，个别也有舌质淡红者；舌苔多薄白，若兼夹水饮内停，舌苔可见白腻。常见胸闷、胸痛，气短乏力，动则痛甚、稍加休息或可缓解。

（4）气阴两虚证：舌质暗红多伴随舌少苔或剥苔，甚至光亮无苔，且暗中带有嫩，无干老之象。临床以五心烦热、口干、虚烦不寐、潮热盗汗、心悸胸痛为其特点。

（5）胸阳闭阻证：舌淡紫，舌体胖而水滑，舌苔多白厚，甚则如积粉。常见畏寒肢冷、脊背发凉、身体困倦、自汗、心悸等。

（6）心肾阳虚证：舌淡胖，边有齿痕，舌苔白或腻，常见心悸而痛，胸闷气短，动则更甚，自汗，面色㿠白，神倦怕冷，四肢欠温或肿胀。

（7）心肾阴虚证：舌红少津，苔白或有剥脱，症见心痛憋闷，心悸盗汗，虚烦不寐，腰酸疲软，头晕耳鸣，口干便秘。

2. 平素调护

胸痹患者在日常生活中尤其要注意预防调护，首先要注意调摄情志，避免情绪波动。《灵枢·口问》篇云："心者，五脏六腑之大主也……故悲哀愁忧则心动"。说明精神情志变化可直接影响于心，因此，防治本病必须高度重视情志调摄，避免过于激动或喜怒忧思无度，保持心情平静愉快。其次须注意生活起居，寒温适宜。本病的诱发或发生与气候异常变化有关，故要避免寒冷，居处除保持安静、通风，还要注意寒温适宜。中医认为，过食膏粱厚味易于产生痰浊，阻塞经络，影响气机运行，而发本病。因此饮食宜清淡低盐，食勿过饱。多吃水果及富含纤维素食物，保持大便通畅。此外应禁止烟酒等刺激之物。胸痹患者在发作期应立即卧床休息，缓解期则要坚持力所能及的活动，同时保证充足的睡眠，做到动中有静，才有利于本病的康复。

第**6**天

鼓　胀

鼓胀系指肝病日久，肝、脾、肾功能失调，气滞、血瘀、水停于腹中所导致的以腹胀大如鼓，皮色苍黄，脉络暴露为主要临床表现的一种病证。本病在古医籍中又称"单腹胀"、"蛊胀"、"蜘蛛蛊"等。本病的临床表现，类似西医学中的肝硬化腹水，包括病毒性肝炎、血吸虫病、胆汁性、营养不良性等多种原因导致的肝硬化腹水。

1. 辨证论治

鼓胀的病因比较复杂，大致说，有酒食不节、情志刺激、虫毒感染、病后续发4个方面。形成本病的机理，主要在于肝脾肾受损，气滞血结，水停腹中。由于鼓胀病情易于反复，预后一般较差，故属于中医"风"、"痨"、"臌"、"膈"四大难证之一，因气、血、水互结，邪盛而正衰，治疗较为棘手。同时也由于病因、病机复杂，鼓胀的分型也较多，我们可以通过临床症状并结合舌诊来辨证分析，有助于鼓胀的正确治疗。

由于本病多属于本虚标实之证。因此我们应该首先辨其虚实标本的主次，标实者当辨气滞、血瘀、水湿的偏盛，本虚者当辨阴虚与阳虚的不同。

（1）水热蕴结证：平时嗜酒过度，或恣食肥甘厚味，不加节制，长此以往，则会酿湿生热，蕴聚中焦，使清浊相混，壅阻气机，水谷精微失于输布，湿浊内聚，而出现腹大坚满，脘腹胀急，烦热口苦，渴不欲饮，或有面目、皮肤发黄，小便赤涩，大便秘结或溏垢等症状。此时病人的舌边、舌尖发红，舌苔黄腻或兼见灰黑。这时我们可以用清热利湿、攻下逐水的治法，用茵陈、栀子、黄柏来清热化湿，苍术、厚朴、砂仁行气化湿，大黄、猪苓、泽泻、车前子等药物分利二便，达到治疗的效果。

（2）气滞湿阻证：平时情志不畅，或忧或怒，或喜或悲，以致伤及肝脾。肝失疏泄，气机滞涩，日久则会由气、血、水壅结，发为鼓胀。腹胀如鼓，按之不坚，胁下胀满或疼痛，饮食减少，食后腹胀更甚，得嗳气、矢气后可稍有减轻，小便短少，观察舌象则舌苔白腻。我们可用疏肝理气，运脾化湿的治法，以柴胡、香附、青皮疏肝理气，苍术、厚朴、陈皮运脾化湿消胀，茯苓、猪苓利水渗湿，使肝气得疏，水湿得化。

（3）阳虚水盛证：症见腹大胀满，形如蛙腹，朝宽暮急，面色萎黄或呈㿠白，脘闷纳呆，神倦恶寒，肢冷浮肿，小便不利。舌体胖大，色紫暗，舌苔淡白。病机主要是脾肾阳虚，不能温运水湿，以致水湿内聚。此时可用附子、干姜、鹿角片等温补脾肾，同时以茯苓、泽泻、车前子利水消胀，使水湿得阳而化，腹胀自减。

（4）阴虚鼓胀：很多鼓胀还见于肝硬化失代偿期，常由慢性肝病久治不愈而成。临床不少患者除腹胀大如鼓外，尚有身热，出血倾向，尿少，消瘦，面色晦黯或萎黄，甚至黧黑，状如蒙尘，唇色黯紫，舌苔少或剥苔，舌质红带紫色或绛色，脉细数或细弦。由于鼓胀阴虚证多在其他证候缓解，或病程晚期才显露出来，常为医者所忽视。若湿热瘀毒久羁，失治误治（如攻逐不当），不仅耗气，而且必然伤及阴血。或脾肾阳虚日久，阳损及阴。

一般而言，鼓胀若见脾肾阳虚多为顺候，但临床阴虚型鼓胀最为多见，则多属逆象。古人有"阳虚易治，阴虚难调"之说，盖水为阴邪，得阳则化，故阳虚患者使用温阳利水药物，腹水较易消退。若是阴虚鼓胀，温阳易伤阴，滋阴又助湿，加上肝肾阴液已经涸竭，而气滞、水停、湿热、瘀热等诸邪炽盛，最易引起肝风挟带痰热，上闭清窍，神明失主，或有动血之变，类似于临床上过量放腹水、导泻或利尿太过、感邪发热等，极易诱发肝性脑病，临证需慎重对待。

2. 正确辨证复杂证型

鼓胀的证型繁复，当然不只上文中提到的几种，临床上更多的鼓胀病人虚实夹杂，难以仅用某一证型来定论，这时就更需要仔细辨析临床症状，结合舌诊分清寒热虚实，来处以正确的治疗方案。当代中医大家周仲瑛教授对鼓胀的治疗很有心得，他曾经诊治过一位病人。

马某某，男，成人，患血吸虫病肝硬化腹水年余，症见腹大如鼓，上腹部鼓胀尤甚，胀甚而痛，尿少，大便质干量少，舌苔根腻质紫、尖红有裂，脉细滑。病属鼓胀，湿热蕴结，气机壅滞，观其体气未虚，饮食尚可，诊脉细滑有力，乃予理气逐水之法。药用：黑丑五钱，煨甘遂、大戟、广木香各一钱五分，沉香五分，槟榔四钱，炒莱菔子三钱，马鞭草、陈葫芦瓢各一两，半枝莲五钱，车前子四钱（包）。用药后患者腹部鼓胀疼痛渐减，大便仍干，尿量明显增多，腹大减小，服至 10 帖后，上方去半枝莲，改甘遂、大戟各二钱，加芫花一钱五分，商陆根二钱，再投数剂，胀宽水消，取得明显疗效。

治疗鼓胀，或攻或补，或攻补兼施，但临床如何辨别其攻补指征，实在难以捉摸。案中见有腹大如鼓，胀甚而痛，舌质见紫、脉滑，表明气滞、水湿、血瘀指征俱备；而大便干结、舌红有裂、脉细似属阴虚、瘀热之象。此际是攻是补，很难立时判定。周老在脉案中道："观其体气未虚，饮食尚可，诊脉细滑有力"，而通过舌象则判断出病人水瘀互结化热。寥寥数语，指出患者虽然虚实并见，但目前正气未虚、饮食尚可，邪实为主，故当治气、治水为主，可以攻逐为先，最终取得明显疗效。需要注意的是，治疗鼓胀时逐水法的应用在于把握时机，中病即可，而万万不可滥用。

3. 平素调护

鼓胀经妥善治疗后腹水可渐渐消退，但肝、脾、肾正气未复，气滞血络不畅，腹水仍然可能再起，此时必须抓紧时机，疏肝健脾，活血利水，培补正气，进行善后调理，以巩固疗效。在日常生活中，鼓胀患者宜进食清淡、富有营养而且易于消化的食物。生冷寒凉食物容易损伤脾阳，辛辣油腻食物容易蕴生湿热，而粗硬的食物容易损络动血，故均应禁止食用。食盐有凝涩水湿之弊，一般鼓胀患者宜进低盐饮食，若下肢肿胀严重，小便量少时，则应忌盐。前人沈金鳌在《杂病源流犀烛·肿胀源流》中说："先令却盐味，厚衣裳，断妄想，禁愤怒。"强调了生活调摄与预后的密切联系。总而言之，本病患者宜调节情志，怡情养性，调节饮食，安心休养，避免过劳。

水　肿

　　水肿是体内水液潴留，泛滥肌肤，表现以头面、眼睑、四肢、腰背，甚至全身浮肿为特征的一类病证。包括西医学中的肾性水肿、心性水肿、肝性水肿、营养不良性水肿、内分泌失调引起的水肿等。在这里我们主要论述通过舌诊对于肾性水肿的鉴别与诊治。至于肝性水肿，以腹水为主症，属于鼓胀范畴，在此便不再赘述。

　　本病在《内经》中称为"水"，并根据不同症状分为"风水"、"石水"、"涌水"。《灵枢·水胀》对其症状做了详细的描述，如"水始起也，目窠上微肿，如新卧起之状，其颈脉动，时咳，阴股间寒，足胫肿，腹乃大，其水已成矣。以手按其腹，随手而起，如裹水之状，此其候也。"在《内经》时代，对水肿病的发病已认识到与肺、脾、肾有关。对于水肿的治疗，《素问·汤液醪醴论》提出"平治于权衡。去宛陈莝……开鬼门，洁净府"的治疗原则，"鬼门"即指体表的汗毛孔，"开鬼门"即是发汗的意思；"净府"是指膀胱，"洁净府"即是利小便的意思。即通过发汗和利尿的方法使水肿随汗或小便排出。这一原则，一直沿用至今。汉代张仲景对水肿的分类较《内经》更为详细，在《金匮要略》中以表里上下为纲，分为风水、皮水、正水、石水、黄汗五种类型。在治疗上张仲景根据《内经》的理论指导，提出了"诸有水者，腰以下肿，当利小便，腰以上肿，当发汗乃愈"的具体治肿准则。后人即遵循着这一治肿准则，辨证施治治疗水肿病，收到了理想的效果。

1. 辨证论治

　　水肿病人的表现一般先从眼睑或下肢开始，继而延至全身。轻者仅眼睑或足胫浮肿，重者全身皆肿；甚至会腹大胀满，气喘不能平卧；更严重者则可见尿闭或尿少，恶心呕吐，口中臭秽，神昏，抽搐等危险征象。

　　中医学中，水肿可分为阳水和阴水。阳水的病因多为风邪、疮毒、水湿。发病较急，水肿一般成于数天之间，而且肿胀多由面目开始，自上而下，继及全身，肿处的皮肤绷急光亮，按之凹陷即起，一般病程较短。而阴水则与之相反，其成因多为饮食劳倦，先天或后天因素所致的脏腑亏损。发病缓慢，肿胀自脚踝开始，自下而上，继及全身，肿处皮肤松弛，按之凹陷不易恢复，病程一般较长。

（1）阳水——风水相搏证：常见于由外感引起全身浮肿。初起面肿，后及全身，眼睑肿甚，不能睁眼，腹大如鼓，阴囊肿亮，伴有恶寒无汗，腰痛，小便少，查舌色红苔白滑，脉沉细。这便是阳水中的风水相搏证。其病机是外邪袭肺，肺失宣降，水道失调，水液停留溢于肌肤形成水肿。此时我们可以用疏风清热，宣肺行水之法，用麻黄、杏仁、浮萍疏风宣肺，白术、茯苓、泽泻淡渗利水，石膏、桑白皮、黄芩清宣肺热，使水湿由汗液、小便分利。

（2）阳水——水湿浸渍证：症见舌苔白腻，全身水肿，下肢明显，按之没指，小便短少，身体困重，胸闷，食欲不振，消化不良。是由于水湿内侵，脾气受困，脾阳不振所致。治当运脾化湿，通阳利水。以桑白皮、陈皮、大腹皮、茯苓皮等化湿行水；苍术、厚朴、陈皮、草果燥湿健脾；桂枝、白术、茯苓、猪苓等温阳化气行水。

（3）阴水——脾阳虚衰证：症见身肿日久，腰以下为甚，按之凹陷不易恢复，脘腹胀闷，饮食减少，大便溏稀，面色无华，神疲乏力，四肢倦怠无力，小便短少，查舌质淡而舌苔白腻或白滑。治当健脾温阳利水。方以实脾饮加减，以干姜、附子、草果、桂枝温阳散寒利水；白术、炙甘草、生姜、大枣健脾补气；茯苓、泽泻、车前子、木瓜利水消肿；木香、厚朴、大腹皮理气行水。

（4）阴水——肾阳衰微证：舌质淡胖，苔白，水肿反复消长不已，面浮身肿，腰以下为甚，按之凹陷不起，尿量减少，腰酸膝冷，四肢厥冷，神疲怕冷，面色㿠白，甚者心悸胸闷，喘息气促，腹大胀满。

（5）瘀水互结证：舌质紫暗，苔白，且水肿迁延日久，肿势轻重不一，四肢或全身浮肿，以下肢为主，皮肤瘀斑，腰部刺痛，严重者或伴血尿。

（6）脾虚失运证：由于长期饮食失调，脾胃虚弱，精微不化，而出现遍体浮肿，面色萎黄，晨起头面较甚，动则下肢肿胀，能食而疲倦乏力，大便如常或便溏，小便反多，舌苔薄腻，这种水肿与上述水肿不同，这是由于脾气虚弱，不能运化水湿所致。治宜益气健脾，行气化湿，而不宜用分利水湿的药物，以防伤气，可用参苓白术散加减治疗，并适当注意营养，可用黄豆、花生佐餐，作为辅助治疗，多可调治而愈。

2. 治疗总则

关于水肿的治疗，一般而言，阳水易消，阴水难治。阳水患者如属初发年少，体质尚好，脏气未损，治疗及时，则可以治愈。此外，因生活、饮食不足所致的水肿，在饮食条件改善后，水肿也能治愈。若是先天禀赋不足，或是久患他病，或得病之后拖延失治，导致正气大亏，脏腑功能受损，则难以痊愈，甚则病情发展，出现严重变证。

3. 平素调护

水肿的病人在生活中需要积极调护，注意保暖，避免感冒。平时避免冒雨涉水，或湿衣久穿不脱，以免湿邪外侵。肿胀严重者应予无盐饮食，轻者予低盐饮食（每日食盐量 3~4g），若因营养障碍所导致的水肿，则不必过于忌盐，饮食中当富含蛋白质，清淡易消化。劳逸结合，调畅情志，树立信心，方能病去体康。

常见病证与舌象（2）

前一周内容我们选取了感冒、哮病、肺痈、肺胀、胸痹、鼓胀及水肿7个疾病为代表，进行论述。本周我们选取消渴、不寐、汗证、中风、痢疾、胃痛及便秘7个病证。

消　渴

　　消渴是什么病呢？有些朋友还不太清楚，但大家对"糖尿病"这个名词肯定不陌生。糖尿病是由于血中胰岛素绝对或相对不足，导致血糖过高，出现糖尿，进而引起脂肪和蛋白质代谢紊乱，临床上可出现多尿、烦渴、多饮、多食、消瘦等表现，且容易发生酮症酸中毒等急性并发症或血管、神经等多种慢性并发症。糖尿病作为一种常见的内分泌疾病，对人类健康威胁很大。流行病学资料显示，糖尿病在我国患病率呈逐年上升，其中增加的主要是2型患者。

　　中医学对糖尿病的认识很早，在浩如烟海的中医学著作中，相关的内容论述甚详。在科技手段很不发达的古代，医生就发现有些病人的小便味道是甜的，已经认识到这种病的患者的小便中含有糖的成分。但中医并没有因此直观地把这种病命名为"糖尿病"，而是通过对这类病人长期的观察，总结了这种疾病的特点，确定了一个比较能够反映疾病内在规律的病名——消渴。例如，在医学名著《外台秘要》中一句经典的话，就反映了古代医生对这种疾病已经有了深刻的认识："渴而饮水多，小便数，……甜者，皆是消渴病也。"

　　现在我们知道，糖尿病和中医所讲的"消渴"是很相近的。通过医学科普知识的宣传，我们还知道，这种疾病的发生，除了和先天禀赋有关外，还与生活方式有着密切的关系。在2000年前的《内经》就有对消渴发病原因和临床表现的记载："脾瘅……此人必数食甘美而多肥也，肥者令人内热，甘者令人中满，故其气上溢，转为消渴。"可见，消渴病在古人的眼中可以说是一种"富贵病"，能患此病的人大多是达官显贵，张景岳在《景岳全书》中就说过："消渴病，皆富贵人病之，而贫贱者少有也。"古代的富贵之人过着什么样的生活呢？有"饮食厚味"、"豪饮嗜酒"、"酒色无惮"、"案牍积劳"。而现如今，时代在发展，社会在进步，我们的生活水平也在飞速的提高，饮食厚味有过之而无不及，所以"富贵病"越来越普及，发病的人也越来越多。治疗上，也不能单纯依赖药物，要做到生活调理和药物治疗相结合。

说到生活调理，也不是千篇一律的。因为即使是同一个疾病，由于每个人有每个人的特点，也就应该按照自身的特点进行调理。对于糖尿病患者和家属来说，舌的变化在很大程度上可以作为制定个体化生活调理方案的依据。

1. 辨证论治

中医根据糖尿病发病和演变的规律，总结出了"阴虚为本，燥热为标，瘀血为患"的病机特点。但这些特点，在不同的病人身上，在疾病的不同阶段，会有所侧重。下面，以舌象为重点，谈谈如何根据舌象进行自身调理。

（1）上消：如果一位糖尿病患者，舌的颜色是淡红的，但舌的尖部和周边红得比较明显，结合咱们前面介绍的望舌知识，我们知道，这个病的病位是在人体的上部，可以归属于"上消"。舌尖边红，提示上焦有热，因此，在饮食上，辛辣刺激的食物就尽量不要再吃了，像生地黄、百合、莲藕等有清热生津作用的食物则可以适当食用。由于上焦有热，津液会受损，因此，可以适当多饮水。针对"上消"这一类型的中药方剂有消渴方、玉泉丸和二冬汤等。消渴方与大家知道的在药店和医院销售的消渴丸并不一样。消渴方是中医名著《丹溪心法》中的著名方剂，也是现代医生治疗糖尿病上消证的代表方，方剂由黄连末、天花粉末、生地汁、藕汁、乳汁、姜汁、蜂蜜等组成。

如果病人烦渴明显，看看舌象，不但舌尖边红得明显，而且舌面比较干，给人一种水分不足的感觉，就要考虑肺热伤津，水分不足了，需要补充津液，而舌的中间颜色仍然是淡的，则考虑热邪损伤了人体的正气，还需要补气。可选用玉泉丸或二冬汤。玉泉丸中，以人参、黄芪、茯苓益气，天花粉、葛根、麦冬、乌梅、甘草等清热生津止渴。二冬汤中，重用人参益气生津，天冬、麦冬、天花粉、黄芩、知母清热生津止渴。二方同中有异，前者益气作用较强，而后者清热作用较强，可根据临床需要选用。

（2）中消：病人症见食欲亢进明显，口渴，还有些烦躁，大便干，病人的舌质，红得比较明显，舌苔薄，色黄。这种类型的患者中焦脾胃热盛，饮食上可以用一些有清热作用的食物，如莲子心、苦瓜等。治疗时可以用有较好清热作用的中药方剂。这个方剂有一个好听的名字，叫玉女煎，由生石膏、熟地黄、知母、牛膝、麦冬等常见中药组成。但是，如果病人的舌苔黄，干得不明显，大便有点稀，再仔细看看，舌的周围还隐隐有齿痕，说明病人存在着脾虚的情况，饮食上，可以服用白扁豆、芡实等能调理脾胃的食物，中药也不适合再用玉女煎了，而是应该选用有健脾益气作用的七味白术散，由人参、白茯苓、白术、甘草、藿香叶、木香、葛根组成。需要告诉朋友们的是，这个方子用途很广泛，如果您的孩子不太愿意吃饭，大便还稀，也可以在医生指导下用此方治疗。

（3）下消：中医说："五脏之伤，穷必及肾。"意思是说慢性疾病最后都可能会影响人体的先天之本——肾。如果糖尿病的患者，表现为小便频次明显增多，且有头晕、耳鸣、腰膝酸软等表现，就是出现了肾虚的症状了。一般糖尿病患者多表现为肾阴虚。可见舌质红，舌体相对瘦小，苔少且舌面少水分，这就是肾阴虚的表现，有一个中医传统名方，叫六味地黄丸，对这一类型的糖尿病有治疗作用。患糖尿病的朋友不太适合服用蜜丸，可以改成中药汤剂服用。

2. 平素调护

我们知道中医有个说法，叫做"久病必瘀"。意思是，慢性疾病将会导致机体气血运行失常，血行不利而为瘀血。看看糖尿病的并发症，都有瘀血的情况。在临床上，很多长期患有糖尿病的朋友，舌的颜色是青的、紫的，有些舌边上还有点、瘀斑，舌底脉络迂曲增粗，这些都是瘀血的外在表现。这样的舌象，在生活中可以适当加田七、玫瑰花等食用或泡水喝，有辅助改善血瘀状态的作用。另外，中医强调"气行则血行"，因此，糖尿病患者注意保持精神舒畅，对于防治气郁导致血瘀，也是有作用的。

举一个例子吧，是一位中医同道的病案。

邻居李太太，54 岁，4 年前退休。近 2 年反复出现喝水量多，小便量多，饮食量多，体重减轻的症状，遂去医院检查，空腹血糖为 12.1mmol/ L，尿糖（＋＋＋＋），诊断为糖尿病。前段时间一直规律服药（西药）治疗，但症状改善不理想。当时的症状，有多饮、多尿、多食善饥，身体乏力，腰膝酸软，脉细数，再仔细观察其舌象，舌体小，舌色鲜红少苔，舌底少津，苔面白而干燥，提示其阴液亏损，虚火上炎，燥热伤津，诊断为消渴之肾阴亏虚，燥热偏盛型。应当滋阴补肾，并且要清虚热，建议她用六味地黄汤加减：淮山药、丹皮、泽泻、茯苓、熟地、女贞子、葛根、天花粉各适量，每天 1 剂，水煎服。1 个月后，症状明显改善。

糖尿病是多因素疾病，需要综合治疗。舌诊是医生、患者及家属判断病情的重要参考。适当地结合舌诊来指导糖尿病的治疗和调理，能够更好地控制症状，改善患者的生活质量。

第2天

不寐

寐，古语解释为"熟睡"、"睡着"之意，不寐就是不能熟睡，现在我们多称它为"失眠"，是人们身心疾病常见的症状之一。睡眠，占据着我们一生1/3 左右的时间，按照我们一天需要 7~8 个小时的睡眠计算，如果一个人活到 80 岁，他将会有 24 年在睡眠中度过。自古有"日图三餐，夜图一宿"的说法，可见人们内心深处对"夜能安寝"的渴求。

不寐是以经常不能获得正常睡眠为特征的一类病证，主要表现为睡眠时间、深度的不足，轻者入睡困难，或寐而不酣，或时睡时醒，或醒后不能再寐，重则彻夜不眠，常影响人们正常的工作、生活、学习和健康。随着社会竞争的不断加剧，身心压力也在增大，再加上生活不规律，长期生活在紧张、疲劳的状态下，已经使我们的健康时时亮起了"黄牌警告"。而失眠，又进一步摧毁了我们的后防，让我们的身体和精神得不到良好的休息，甚至觉得睡觉是种煎熬，这让人们觉得十分苦恼。

失眠的原因有很多，有身体上的，比如创伤、疼痛、憋喘、饮食过多或过少等；有心理上的，比如恐惧、紧张、焦虑、专注等；也有生理上的，比如女性生理期、更年期、内分泌异常等。不寐应与一时性失眠、生理性少眠、及其他病痛引起的失眠相区别。不寐是单纯以失眠为主要症状，表现为持续严重的睡眠困难。患者常有神疲乏力、头昏眼花、头痛耳鸣、健忘、心神不宁、心悸多梦、记忆力不集中、工作效率下降等表现。并且患者常有饮食不节制、情志不稳定、过于劳累、思虑过度，或者是病后、体虚等病史。当然还应经过各项检查，排除其他能妨碍睡眠的器质性病变。

1. 辨证论治

（1）首先分清虚实：①虚证者，多有阴血不足，心失所养的表现，在舌象上多表现为舌淡苔薄，或舌红少苔。其他临床表现还有体质比较弱，面无光泽，精神不振，少气懒言，心慌健忘等。②实证者，为邪热扰心，舌象上表现为舌红，苔黄或黄腻，并伴有心烦易怒，口苦咽干，大便秘结，小便黄赤，有异味等临床表现。

（2）其次判断病位：病位主要在心，并多与肝、胆、脾、胃、肾相关。①舌红苔黄，急躁易怒而不寐者，多为肝火扰心；②舌苔黄腻，胃痞脘闷而不寐者，多为胃内积食，痰热扰心；③舌红少苔，心烦心悸，头晕健忘而不寐者，多为心肾不交；④舌淡苔薄，面色少华，神疲乏力而不寐者，多为心脾两虚；⑤舌淡心烦，触事易惊而不寐者，多为心胆气虚。

2. 中医治则

西医学对不寐的治疗以镇静安眠药为主，但有很多的副作用。中医对其治疗讲究补虚泻实，以调整脏腑阴阳为原则，有较好的疗效。现列举几则医案。

患者赵某，男，49岁，失眠1年。患者是一位高中教师，近1年来带了高三毕业班，工作十分繁重，过度劳累而失眠，每天晚上必须服艾司唑仑2粒后才勉强入睡3~4小时，伴有头昏脑胀，心悸健忘，白天神疲欲睡，食欲不振，查体见其面色萎黄，形体消瘦，舌淡苔薄，脉沉细。

这是一个典型的心脾两虚证。从舌象如何判断出来呢？患者操心劳累，失于调养，导致脾气虚弱，不能生血，造成血虚，血虚而后又使气更虚，最终气血两虚不能上荣于舌而出现舌淡白。舌色比正常人浅，略有淡红，舌体与平常人大小相似或略小，舌虽然润但没有过多的水分。同时脾虚血亏，血液不足，心神失养，神不守舍，而致出现失眠、心悸健忘、神疲食少乏力、面色少华。采用自拟安神汤加针刺治疗。安神汤组成：黄芪、当归、茯苓、枸杞子、山萸肉、五味子、酸枣仁、柏子仁、甘草、党参、白术、夜交藤。每日1剂，水煎服。针刺主穴：风池、印堂、神门、三阴交、心俞、脾俞。10天为1个疗程，治疗2个疗程，睡眠恢复正常。随访2月未见复发。

患者王某，女，53岁，失眠2年。曾是一名会计师，退休后闲不下来，又在一家会计事务所工作，工作十分认真。患者平时特别爱操心，一直睡眠不好，近2年入睡更加困难，有一段时间根本睡不着，只能看着电视时才能打个盹，有几次家人心疼她，怕电视吵醒她，但是把电视一关，她就"嗯"一下醒了，说"怎么关了，我还在看着呢"。服用安定等药物即使睡着也一夜梦不断，有人物有情节的，十分清晰，有时半夜醒了起夜回来还能接着前面的梦继续做，甚至两天的梦能接到一起，睡眠质量差到极点，每天早上都特别累。伴有头晕耳鸣、腰膝酸软、面潮红、手脚心及胸中烦热、夜间出汗等症状。查看舌象，舌质红少苔，舌干，脉细数。

这是典型的不寐心肾不交证。我们再来从其舌象上分析一下，舌干，质红绛少苔或无苔，由阴液亏耗所致。再有身热不甚，面潮红，手足心热，脉细数，也是典型的阴虚液亏的表现。患者因思虑劳神太过，暗耗心阴，导致心火炽盛，不能下交于肾，再加上其肾水本就亏虚，也不能上济于心，出现心肾不交，阴虚火炎。应当滋阴降火，交通心肾。采用六味地黄丸合交泰丸加减。处方：熟地黄、山茱萸肉、山药、牡丹皮、茯苓、泽泻、生川连、肉桂心。每日1剂，水煎服，服7剂后上述症状均有减轻，又服20日，睡眠基本正常。

一些长期顽固性不寐，临床多方治疗效果并不好，这种病例除不寐、心烦等证候表现外，尚见舌质偏暗，有瘀点。舌生瘀斑常见于瘀血证。与古训"顽疾多瘀血"的观点相合，可从瘀血论治。根据舌上瘀斑出现的位置不同，可辨别瘀血停留的相应部位，如舌尖瘀斑为心痹瘀阻，舌两边瘀斑为肝胆瘀阻等等。

李某，女，45岁，农民，育有2个儿子，大儿子在家待业，小儿子正值高考，老公在外打工，一家老小都由她照看，每天操劳忧虑，心神交瘁，久而久之造成失眠，整夜不能合目。近一年从入夏以来，失眠症状加剧，看医吃药无数，仍没有起色。至今已有3天未睡，头脑懵懵，衣不知热，食不知味，面色㿠白但神采飞扬，说话正常，神志正常，双眼有隐隐血丝，脉弦长，再查其舌，看到舌边有青纹。故判断该患者因思虑郁结日久，气滞而致血瘀，瘀血不去则不能安眠，故应采用血府逐瘀汤治之：桃仁、红花、当归、川芎、淮牛膝、参三七、大生地、柴胡、京赤芍、炒枳壳、炙甘草各适量，7付，水煎服，日1剂。7日后，病愈。2月后，该患者又来求诊，说失眠又犯，但是不像以前那么厉害，查其舌边青纹已退，舌红苔黄，脉弦，同时伴有头痛目赤，胁胀等，此为肝火上炎的典型表现，也是实证，正如柯韵伯所云："肝火旺，则上走空窍，不得睡。"遂改用龙胆泻肝汤加减：黄芩、龙胆草、小生地、泽泻、车前子、生甘草、柴胡、黑山栀、当归、木通，5剂，水煎服，日1剂。5日后，失眠症消，夜得安寝，且肝火上炎的症状也得以消除。

2. 平素调护

不寐多为情志失常、饮食不节、劳逸失调、病久体虚等因素引起的脏腑机能紊乱。由血气失和，阴阳失调，阳不入阴所致。《灵枢》云："夫邪气之客人也，或令人目不瞑，不卧出者，何气使然，今厥气客于五脏六腑，则卫气独卫其外，行于阳，不得入于阴，行于阳则阳气盛，阳气盛则阳跷陷，不得入于阴，阴虚，故目不瞑。"血之来源，由胃受纳的水谷精微所化，上奉于心，使心得所养；血受藏于肝，使肝体柔和；血统摄于脾，使生化不息；内藏于肾，使调节有度，化而为精；肾精上承于心，心气下交于肾，阴精内守，卫阳护于外，阴阳协调。不寐的病位在心，与肝、脾胃、肾密切相关，因神为心所主，神安则寐安，神不安则寐不宁。所以对不同证型的不寐宜参合其舌象，辨清病位，进行有针对性的辨证调治，并且注意患者的情志、饮食等，从而改善睡眠，可达到理想的睡眠状态，从而有望治愈失眠。

第*3*天

汗　证

有人可能会觉得奇怪，出汗也算病吗？当然不完全是，如果因天气炎热、剧烈活动、衣服穿得过厚、吃热汤热饭，甚至情绪激动而出汗，这都属于正常现象。我们患感冒时，发汗还是一种治病祛邪的途径。而今天我们所讲的汗证，是指人脏腑气血失去平衡，营卫失于协调，以致津液外泄，表现全身或局部非正常出汗的一种疾病。

汗本于阴而出于阳。汗液，由阳气蒸化阴津而成，是人体津液的一种，与血液关系密切，所谓"血汗同源"。所以血液耗伤的人不可再发汗。《素问·决气》篇云："腠理发泄，汗出溱溱是谓津。"正常的汗出有调和卫气营血、温润皮肤的作用，但是病理性汗出如自汗、盗汗等，则不仅会损伤阴津，而且还会伤阳气。汗证为临床常见病证，既可能是患者就诊的主要病证，也可能是伴发于其他多种病证中，如虚劳、结核病、风湿热等。今天我们重点来讨论汗证中最常见的自汗与盗汗。

1. 辨证论治

自汗与盗汗是因为阴阳失调，腠理开泄太过，而致汗出失常的病证。自汗是指白天不因外界环境因素影响而不停地出汗，轻微活动后加剧；而盗汗是指夜间睡着后汗出，醒来汗自止者。其病因主要有病后体质虚弱，余邪未尽，营卫不和；或饮食不节，嗜食辛辣厚味过度或体质湿热偏盛；或情志不调，思虑烦劳过度，损伤心脾，血不养心，心不敛营，则汗液外泄。自汗、盗汗有虚实之分，虚证多于实证。一般认为自汗多属气虚，盗汗多属阴虚，然自汗日久可伤阴，盗汗日久可伤阳，终出现气阴两虚或阴阳两虚。而属实证者，则多由肝火或邪热郁蒸所致，然虚实之间常可相互转化，湿热蕴蒸日久可伤阴耗气，转为虚证。现在我们来看一下他们的舌象表现。

（1）舌淡苔薄白——气虚自汗

刘某，男，50岁。平时身体较弱易出汗，反复感冒。1周前再次感冒，服用了发汗解表的药物后，感冒好了，但是出汗的现象比原来严重，白天稍一动就汗流不止，体倦乏力，周身酸楚，前来医院就诊。现正值3月，患者汗出湿衣，稍劳或饮食立刻汗出如珠，鼻尖尤甚，精神尚佳，面色㿠白，饮食、二便都正常，舌淡苔薄，脉细弱。中医辨证诊断为肺气不足，腠理失固所致的自汗。

我们从舌象上来分析一下，仔细观察见舌色淡嫩，苔薄，舌体大小正常，说明患者肺卫不固。《临证验舌法》有云："凡舌见白色而浮胖娇嫩者，肺与大肠精气虚也，补肺汤主之。"气虚而不能推动营血上荣于头面，所以舌淡嫩，肺主卫气，肺气虚弱，不能固表，营卫失和，汗液外泄，故自汗。所以治当以益气固表，收敛止汗。方用玉屏风散加减：党参、生黄芪、白芍、白术、生牡蛎、生龙骨、麻黄根、五味子、浮小麦、炙甘草。3剂，水煎服，日1剂。服药后汗止。

（2）舌红少苔——阴虚，自汗盗汗兼见

王某，女，52岁，12月6日初诊。半年前因甲亢住院治疗2个月，出院后又因自汗、盗汗多次寻医治疗无效。现在汗出淋漓，不分昼夜，白天动则汗流浃背，自己感觉体内烧灼，不愿多穿衣服，冬季严寒，来就诊时衣着单薄，两颧潮红，形体消瘦，饮食比平时稍增，口干喜欢喝水，急躁易怒，大便干，颈部未见肿块，舌红苔薄而微燥，脉细数。中医辨证为虚火内灼，逼津外泄的汗证。

我们再重点看下舌象，该患舌红较常人色深，苔薄而燥。《辨舌指南》有云："凡邪热传营，舌色必绛。绛，深红色也。心主营，主血，舌苔绛燥，邪已入营血。"患者甲亢病后又汗出不止，必耗伤营阴，阴不制阳，所以阳热之气相对偏盛而生内热，而致虚火上炎，即见舌质红绛苔燥，以及一派虚热、干燥失润，虚火内扰之象。治当以清泄内热，滋阴降火。方用当归六黄汤加减。药用：当归、黄芪、生地、熟地、黄芩、黄连、黄柏、生龙骨、煅牡蛎、桑叶。

（3）舌淡，少苔，舌边有齿痕——气阴两虚，自汗盗汗兼见

某女，40岁。近一年来心悸、神疲气短、面色无华、盗汗、自汗、口渴，饮食正常，睡眠尚可，大便稀。舌质淡，苔薄白而少，少津，舌边有齿痕，脉数。中医诊断为气阴两虚汗证。

气虚者气不行水，水不得运化，体内水湿潴留，浸渍于舌，以致舌体比正常人稍胖大，舌体受牙齿的压迫，而出现舌边齿痕。其舌少津少苔，则为

阴虚之象。患者肺气亏虚，肌表疏松，卫表不固而使津液外泄，且患病日久，气阴两伤则见乏力、口干。汗出过多，伤及阴液，久则损及肾阴，虚热内生可见盗汗、脉数。汗为心之液，过汗伤及心阳而见心悸。所以治当以益气养阴，固涩止汗。药用：黄芪、白术、防风、山萸肉、浮小麦、五味子、炙甘草、生龙骨、煅牡蛎，服用 14 剂，诸症消失。

（4）舌红苔薄黄——邪热郁蒸黄汗

孙某，女，60 岁。自觉胃内阵发性灼热，热气外窜，随即汗出浸衣，每天发生数次，睡醒时大汗淋漓，汗后怕冷，口干不渴，轻微咳嗽，饮食二便皆可。这个症状是从 5 月中旬患肺炎之后开始的，现在胸透已正常，以前用收敛固涩药物均未见有效。脉沉细数，舌红苔黄腻。《中医舌诊》云："至于苔腻色黄，满舌厚积，则为实热里证无疑。"又如《伤寒本旨》说："凡现黄苔浮薄色淡者，其热在肺，尚未入胃。"所以我们可根据黄苔之色泽，出现的部位，加以鉴别。如局限于舌边黄者为肝胆热甚；舌根黄者，下焦有热；舌尖黄者，上焦有热等等。此患者舌苔浮黄有腻，舌根舌尖处俱黄，所以是由病后湿热未清、郁阻肺胃所致，治当以清泄肺胃郁热。处方：冬瓜仁、竹叶、石膏、荷叶、杏仁、芦根、枇杷叶、粳米。2 剂，水煎服，日 1 剂。3 日后再诊，患者服药后自己感觉热气下行，腿部有蚁走感，汗出减少，睡醒后也未见大汗出，仍觉口干，有甜味，胸闷。脉弦滑有间歇，舌质红，苔黄腻减轻。这是由于湿热下移，肺胃不和，仍应清胃宣肺，因势利导。调方为：冬瓜仁、薏苡仁、杏仁、芦根、竹叶、生石膏、茵陈、豆豉、防己、姜黄、通草。3 剂，水煎服，日 1 剂。服药 3 日后，热平汗息，口干也减轻，饮食、二便正常。脉弦数有力，舌质红仍有薄黄腻苔，乃余热未清之象，应调和肺胃，继续清湿热。则再次调方为：茯苓皮、杏仁、桑皮、豆豉、黄芩、茵陈、姜黄、滑石、通草、薏苡仁。3 剂，水煎服，日 1 剂。3 日后，诸症全消，一切正常。

2. 平素调护

我们应多在日常生活中加强体育锻炼，增强体质，注意劳逸结合，保持心情愉悦，少吃辛辣厚味。汗出时毛孔开，腠理空虚，易受外邪，应注意避风寒。汗出后，应及时用干毛巾擦干，使表卫腠理固密，是预防汗证的重要方面。

中 风

中风是指突然昏仆、不省人事、口眼㖞斜、语言不利、半身不遂为主要症状的病证。多见于西医学脑血管病变及神经病变，因为其发生突然、变化迅速，与自然界中"风性善行而数变"的特征极其相似，所以取名为"中风"。在西医学中，中风是一种急性发作且迅速出现局限性或弥漫性脑功能缺失的脑血管病，又称为"脑卒中"，属于高发病率、高死亡率、高致残率的"三高"疾病。中风主要发病于中老年人，发病率从 50 岁开始随年龄的增高而增高。我国已经步入老龄化社会，随着人们饮食习惯的改变、营养摄入不平衡以及缺乏自我养生意识，中风的发病率也在逐步上升，近年来更呈低龄化趋势，不仅严重危害老年人的健康和生活质量，同时也给社会与病人家庭带来沉重的负担。

中风难治是有目共睹的，因为其最佳治疗时间窗很短，一般在发病 3~6 小时之内，对于抢救中风病人来说，"时间就是大脑"、"时间就是生命"。溶栓治疗是现在抢救中风脑梗死的最有效方法，治疗及时可以使患者堵塞的血管再通，并且完全康复不留后遗症，但溶栓治疗的时机仅有短短的 3~6 个小时，大多数患者因超过治疗时间窗而错过最佳治疗时机，留下后遗症，所以及时的诊断、有效的治疗和积极的预防才是防治中风的关键。同样，中医学在综合治疗中风一样也强调"时间就是大脑"。

中医学认为中风病是由于内伤积损、劳欲过度、饮食不节、情志所伤、气虚邪入导致阴阳失调、气血逆乱，致使发生卒然昏仆、半身不遂诸症。临床中常因发病时期、病位的深浅、病情的轻重不同，以及脑髓神机受损程度分为中经络、中脏腑。轻者为中经络，重者为中脏腑。中经络一般多为肝风夹痰，痹阻经络，血脉瘀阻，气血不能濡养机体而致病，表现为半身不遂、口眼㖞斜，不伴有神智障碍。中脏腑多与风、痰、火三邪有关，蒙蔽神窍，气血逆乱上冲于脑，出现脑络溢血，卒然昏仆，不省人事。中风病人在急性期多有神志和语言功能的障碍，给我们的望、闻、问、切带来一定的困难，因此舌象的辨证重要性在此尤为凸显。舌象是作为人体内在脏腑气血功能及邪正双方盛衰的客观反映指标。并且经过长时间的临床观察研究，发现中风患者的舌象变化具有一定的规律性，是判断中风病情严重程度、疾病进展、病程长短的重要临床体征之一，对我们的辨证施治起到指导作用。

清代《临证验舌法》载："舌者，心之苗也。五脏六腑之大主，其气通于此，其窍开于此。查诸脏腑图，脾、肺、肝、肾，无系不根于心，核诸经络考，手足阴阳，无脉不通于舌。则知经络脏腑之病，不独伤寒发热有苔可验，即凡内、外杂证，亦无一不呈形著色于其舌，是以验舌一法，临证者不可不讲也。"中风病人舌象的变化最为明显，因为中风的发生，或因脾湿盛，内生痰浊；或因心血不足，经脉痹阻；又或因肝阴、肾阴不足致阳亢，内热生风。其与心、肝、脾、肾关系最为密切。所以对中风病人舌诊是十分重要的环节，不仅要注意舌质、舌苔，还要注意观察舌体的位置及其运动情况。

1. 中风舌苔的变化过程

中风病人的舌象是随着病程的进展动态变化的。病人的舌苔在起病之初多为薄白苔和薄黄苔。白腻苔患者多为痰湿内盛，常见于过食肥甘厚味、嗜好烟酒之人。多数病人的舌苔会在病后2星期内由薄变厚且为腻苔。也有一部分病人舌苔逐渐变黄加深，甚至变为焦黄、老黄，并伴有大便秘结，这时说明病人体内痰浊瘀血阻滞，风痰上扰，腑气不通，郁而化热所致。此时应及时给予清热化瘀通腑的方剂，如桃仁承气汤，药用大黄、桃仁、芒硝、栝楼、胆星等，以通腑泄热，熄风化痰。否则痰火瘀闭，进一步伤气灼阴，气血上逆，上扰清窍，使神窍闭阻而出现神志障碍。若腑气得通，病人则神志好转，偏瘫的肢体功能可逐渐恢复，舌苔可逐渐脱落，甚至舌光无苔。舌光无苔，是气阴亏耗的典型表现，常于病后4周左右出现，是因为正邪抗争，邪热内耗所致，常用生地、麦冬、元参、太子参、丹参等药以益气养阴清热。随着气血渐复、病情的转归，可逐渐长出薄白苔。若舌苔多变，骤起骤退，常合并肺部感染等并发症，或提示预后不良。神志不清的重症患者，若见舌苔白腻，四肢不温，唇暗，面色㿠白，默默不语，则为痰浊闭塞清窍所致，应豁痰开窍，回阳通脉。药用人参、附子、麦冬、郁金、菖蒲等。若见舌苔黄腻、面赤、烦躁不安等症，则因痰热蒙蔽清窍引起，应清热豁痰，开窍醒神。药用胆星、黄连、半夏、羚羊角、郁金、菖蒲等。

2. 中风舌质的变化过程

病人的舌质反机体血液运行是否通畅和气血的盛衰。舌质紫暗，舌边有瘀斑者提示体内血瘀，这在中风病中最为常见，临床治疗中风也多用活血化瘀之法。舌质红则为体内有热，多见于病后数周，也可见于脱水、食少的患者，是伤阴的表现。舌质淡则为血虚，常见于有血液病或肾病的中风患者。在中风急性期，病人舌质多为青紫，舌边有瘀斑，而恢复期患者舌质则以暗红、红绛多见。

3. 中风舌态的变化过程

舌体的胖瘦、舌面津液的多少、舌在口腔中的位置，以及舌的运动状态，也是中风病人舌象重要诊察内容。中风病人的舌态病变尤为重要，主要有舌萎、舌强、舌歪、舌颤、舌纵、舌麻、吐舌、弄舌、短缩舌9种。

（1）舌萎：舌体胖大边有齿痕，是久病气虚，劳伤心脾所致。舌体瘦小，即中医所说的萎舌，指舌体肌肉软弱，萎废不灵，屈伸不利，为中风日久筋脉失养所致。舌萎色淡，是气血两虚，萎而色绛，是阴竭之象，重症后多见。

（2）舌强：舌体运动不灵活，舌强直发硬，语言不利是舌强之象。舌强是中风特有的症状表现，为肝风夹痰，肝阳上亢，上扰脑窍或胃热津伤，筋脉失养使脉络拘急不柔所致，治应清热祛邪、养血柔筋。方用逍遥散加黄芪、丹皮、生地以滋水生肝。

（3）舌歪：舌体伸出不正，为舌歪，是中风最常见的症状之一。常见舌体伸出时偏向一侧，或向左歪或向右歪。同时伴有口角歪斜、流涎不止、半身不遂的症状，为风痰阻络所致。如果中风半年后仍有舌歪之象，则为复发之兆，应及时预防。

（4）舌麻：舌体麻木，运动不灵活则为舌麻，也称"舌痹"，多因心烦、忧思暴怒、气滞痰瘀所致。如舌阵阵麻木，僵直不适或伴有头眩、吐字不清，多为中风之先兆，应及时补养气血、疏通脉络、调节情志以预防，中风后遗症也多有舌麻之感。

（5）弄舌：为舌尖稍露立即收回，如玩弄口舌之状，是中风超早期症状，不易发现，若能早期发现及时治疗，可避免中风的发作。

（6）舌纵与短缩舌：舌体伸出难以收回为舌纵，舌体紧缩难以伸出为短缩舌，都为中风病难治之态。当分虚实寒热，实证为内热痰火扰心，虚证则为脾气虚。

（7）吐舌：是将舌伸出口外不能回缩，是中风日久、正气衰竭之象，属于危急证候。

通过中风的舌象我们可以及时地对病人的现状辨证，同时病人及其家属也可以了解病情的转归，并加以预防和调护。中风病情严重，尤其是中脏腑神智昏迷的患者，预后不佳。虽得以抢救，但后遗症却不能短期恢复，而且还有复发的可能。因此，在中风未发之前，及时发现中风预兆，加强防治是非常必要的。朱丹溪有云："眩晕者，中风之渐也。"《证治汇补》也有记载："平人手指麻木，不时晕眩，乃中风先兆，须预防之，宜慎起居、节饮食、远房帷、调情志。"所以 40 岁以上的中老年人，如果经常出现眩晕头痛、肢体麻木，以及一过性语言不利等症状，多为中风之预兆，应做好防治措施。

第5天

痢 疾

说起痢疾，很多人会想到腹泻，这其实也没有"跑偏"，痢疾确实会腹泻，但不是所有的腹泻都是痢疾。痢疾是以大便次数增多、腹痛、里急后重、下痢赤白黏冻为主要症状，好发于夏秋季节的一种肠道传染性疾病。首先，大家注意"传染性"3个字，既然是传染，就诊时往往就不会是一个人出现腹泻，也许是一家人，也许是一个班级、一个集体等；其次"腹痛、里急后重"，单纯的腹泻也可能出现腹痛，但泻后痛减，也没有里急后重之感。何谓里急后重？里急是指便前腹痛，痛则欲便，后重则是指时时欲便，为肠道气滞所致。再次痢疾大便次数虽多但是量少，为赤白脓血便。正如张景岳在《景岳全书》中对泻与痢的描述："泻浅而痢深，泻轻而痢重，泻由水谷不分，出于中焦；痢由脂血伤败，病在下焦。"

痢疾的病因无外乎外感时邪疫毒和饮食不洁两个方面。饮食与外邪往往互相影响，可先后出现，也可同时存在，因此临床上发病多为内外交感所致。

1. 辨证论治

（1）湿热痢：夏秋之季，湿热俱盛，或过食肥甘厚腻使湿郁热蒸，损伤肠道气血而发，因体内湿热蕴蒸则舌苔黄腻。

患者张某，男，60岁。腹痛，里急后重，且大便带有脓血已经1周。于是去医院化验便常规：脓细胞（＋＋＋）、红细胞（＋＋＋）。自己服用痢特灵等，疗效欠佳。遂到我门诊，寻求我的帮助。刻诊：痢下赤白脓血，一日腹泻多次，腹痛拒按，里急后重，肛门灼热，小便短赤，精神疲惫，舌苔黄腻而厚，脉象滑数。患者感染湿热邪毒伤及气血，壅滞肠中，熏灼肠道，脉络受损，故可见舌苔黄，厚而腻。《中医舌诊》云："至于苔腻色黄，满舌厚积，则为湿热里证无疑。"所以辨为湿热痢。治宜清热除湿，调气和血。给予：白头翁、秦皮、川黄连、苦参、木香、赤芍、槟榔、大黄。水煎服，每日1剂。服药2剂后，腹泻每天减少至五六次，脓血也减少，将上方加焦山楂30g，嘱其继续服药2剂。患者再次来我门诊复诊，服药后大便已无脓血，每天大便2次，其余症状消失，便常规正常。

（2）寒湿痢：夏秋交替之际，夏暑感寒伤湿，或过食生冷瓜果损伤脾胃，使寒湿侵犯胃肠，胃肠不和，阻滞气血，寒湿气血相搏而发，因体内感寒则舌淡苔白，又因有湿则舌苔厚腻。

（3）疫毒痢：时行疫毒，或吃了不干净的食物，使疫毒内侵胃肠，与气血相搏结，发病骤急而形成。因受疫毒之火则舌质红绛，舌苔黄燥。故《景岳全书》云："痢疾之病，多病于夏秋之交，古法相传，皆谓炎暑大行，相火司令，酷热之毒蓄积为痢"。

（4）阴虚痢：因痢久阴虚则火旺，遂舌红绛少津。

（5）虚寒痢：因久痢脾肾阳虚，寒湿内生则舌淡苔薄白。

患者李某，男，49岁。患有慢性痢疾8年，遍服中西药物，仍未痊愈。此患者因饮食不洁致急性中毒性痢疾，经抢救痊愈。3个月后，因饮酒及食生冷复患痢疾，自服泻立停及输液等，痢疾痊愈，但此后稍有饮食不慎即复发。近1年来，病情反反复复。现在大便每天7~8次，便带脓血，伴有里急后重，手足心热，少腹持续绵绵作痛，喜温食，但食量甚少，面色萎黄发暗，神情倦怠，语声低微，舌质淡苔白，脉细数无力。根据症状分析，患者久痢便带脓血不痊愈，以致阴血亏虚，阳气不足，无法上荣于舌，故见舌质淡，苔白。所以此证当属阴血俱亏，脾肾阳虚。治宜滋养阴血、温补脾肾，佐以调气行血，拟黄连阿胶汤合真人养脏汤加减：党参、炒白术、莲子肉、阿胶（烊化）、熟地黄、当归、炒白芍、干姜、肉豆蔻、补骨脂、诃子、油桂粉、砂仁、炒麦芽、枳壳、木香、黄连、荆芥炭、炙甘草。水煎服，每日1剂，并每剂冲服鸡子黄1枚。服用10剂后，大便略有成形，每日2次，脓血减少。将上方略作增减调治，服用15剂后，大便每日1次，成形，便中带血消失，饮食增加，精神好转。再将上方去油桂粉、荆芥炭，加石斛12g，继服22剂后，大便成形略软，余症消失。

（6）休息痢：因下痢时发时止，病久伤正，体虚气滞则舌淡苔腻。

2. 辨证要点

痢疾辨证，当分清寒热虚实。

（1）虚证：表现为腹痛隐隐，痢下白色黏冻，便后不爽，身形瘦弱，面色无华，神疲乏力，脉细无力。常见于年老、久病体弱患者。

（2）实证：腹痛剧烈，进食后痛甚，腹胀坚满，体壮，常见于青壮年患者，病程较短。

（3）寒证：便如泡沫，为淡红或紫黑色血水，肠鸣冷痛，肛门重坠，形寒肢冷，神情倦怠，不思饮食，小便清长，脉沉细。

（4）热证：肛门灼热，壮热，烦躁，里急后重感较著，痢下脓血，小便涩赤，口干，呃逆呕恶，舌质红，苔黄腻，脉滑有力。

3. 预防

痢疾为传染性疾病，所以个人必须做好预防工作，例如注意饮食卫生，少吃生冷瓜果，不喝生水，不吃腐败不洁的食物。社会也应消灭污染源，避免食物和饮水污染。对餐饮行业、公共食堂，必须重点进行严格监督，开展卫生检查，杜绝传染源的播散。若在痢疾流行期间，也可食生大蒜作预防之用。

第6天

胃 痛

"胃痛"可以说是日常生活中最常见的一种症状。俗话说："十人九胃"，就说明了胃痛的常见性。

什么样的疾病会出现胃痛呢？溃疡病（包括胃溃疡和十二指肠溃疡）的患者经常诉说胃痛。胃溃疡病人的痛与吃东西有关，通常一吃东西胃部很快就有胀痛的感觉，饭后若上中腹痛，或有恶心、呕吐、积食感，则病的时间可能已经很长，某些诱因如受凉、生气、吃刺激性食物会导致发作或疼痛加重。十二指肠溃疡的病人经常在饥饿的时候出现胃痛，甚至半夜疼醒，吃点东西可以缓解，常有反酸现象。疼痛在上腹偏右，有节律。慢性胃炎的胃痛规律性就不像溃疡病那么明显了，它的发作不定时，既可能由精神紧张引起，也可能与消化不良有关。表现为饭后饱胀或终日饱胀、嗳气但不反酸，胃口不好，体重逐渐减轻，面色轻度苍白或发灰。需要注意的是，长期胃痛缺乏规律性，多种治疗方法效果不好，伴有体重的减轻，需要尽快到医院就诊。突发性的胃痛，也不要在家抗着。

胃镜检查对于胃痛的病因诊断很重要。但是，胃镜检查有一定的适应症，检查过程会带来一定的痛苦，费用相对也高，并且难以频繁进行。鉴于此，我们花了多年的时间，在给胃痛患者做胃镜前，先把患者的舌象拍照下来，然后进行电子胃镜检查，摄取胃黏膜图像，通过舌象与相应胃镜图像的比较，发现两者在多数情况下反映的病情是一致的，胃镜检查的直观性和舌诊的方便无创性的结合，扩展了舌诊在胃痛诊治中的应用价值。根据上述资料，我们编写了《中医舌象与胃镜像对照图谱》，具有较高的实用价值，受到医生和病人的好评。

1. 辨证论治

（1）脾虚湿盛证：多为西医学的慢性浅表性胃炎。患者舌苔腻、舌边有齿痕，通过胃镜检查摄取图像可显示胃黏膜水肿明显，有较多附着性黏液斑。

临床表现为胃痛胀满，不思饮食，口淡乏味。生活中要注意规律饮食，寒凉的食品容易伤及阳气，故不要多吃，油腻的食物则易助湿，同样不要过食。可以选用六君子汤等健脾化湿的中成药，用薏苡仁、芡实、白扁豆等熬粥也有辅助治疗作用。

（2）脾胃湿热证：若胃痛患者舌象表现为舌质红、苔黄腻，临床表现为胃部灼痛，口干口苦，纳呆恶心，泛酸嘈杂，中医辨证为脾胃湿热。胃镜像显示幽门口（胃的下口）松弛开大，幽门前区黏膜充血明显，有较多黄绿色液体通过幽门口反流至胃窦（提示胆汁反流），诊断为胆汁反流性胃炎。中医名方黄连温胆汤就是针对这一类型的。既然有湿有热，那么，饮食就要相对清淡，辛辣刺激的食物要少用。同时，胆汁反流说明了胃气通降不顺利，所以提示有这种类型胃痛的朋友腰带不要束得太紧，平时要保持大便通畅。胃气通顺了，湿热才好去除，胆汁反流的病理现象才能纠正。

（3）胃火壅盛证：胃痛病人临床表现为胃部灼痛，程度较重，口干，烦躁，大便干结，舌质红，苔黄褐燥。同时摄取的胃镜像表现为胃窦大弯侧有多处丘疹样隆起，顶端糜烂，周围伴有大小相仿的红斑时，诊断为慢性糜烂性胃炎，中医辨证属胃火壅盛。治疗就要在医生指导下服用清胃泻火的药物了。由于清热泻火的药物配伍有讲究，非专业人员不易掌握，这里就不介绍具体的药物了，但是，这类患者是要绝对禁酒的，一些药物如解热镇痛药、糖皮质激素也要禁用。

（4）脾胃虚弱证：慢性萎缩性胃炎是大家比较关注的疾病，胃镜检查具有确诊意义。但反复多次的胃镜检查使得患者难以接受。因此，临床结合舌诊指导治疗、评价疗效就显得尤为重要。

有的胃痛为长时间的隐痛，喜温喜按，食欲不好，体倦乏力，大便稀薄不成形，舌质淡，苔薄白，提示脾胃虚弱。同时摄取的胃镜像显示胃窦大弯侧黏膜变薄，色泽灰白，网状小血管显露。从舌色和胃黏膜颜色来看，两者确实很一致。中医治疗可以选用参苓白术散等药物。生冷食物对这类患者朋友是不适合的。

（5）瘀血证：前面给大家介绍过中医的一句名言，叫作"久病必瘀"。就是说，患病时间长了，气血流通不畅，会产生血液的瘀滞。慢性萎缩性胃炎临床上的血瘀征象是比较常见大。我们发现胃镜像表现为胃黏膜变薄，斑片状灰黄与点状红斑交错，网状小血管显露，相应的舌象为舌质紫暗。对于瘀血胃痛患者来说，中药白及、当归、三七是非常重要的治疗药物。

（6）其他：由于消化性溃疡的检查和治疗需要的专业知识更多，最好在接诊医师指导下治疗，因此，这类疾病的舌象与胃黏膜像的比较就不再详述了。

还是举个临床病案吧。

患者，女，46 岁。患有胃痛 6 年，自己服用疏肝理气的方子，治疗效果不佳。最近 1 个月来出现胸骨后疼痛，并且伴有食量减少，泛酸，嗳气（俗称"打饱嗝"），口干，大便干。舌苔微黄，质淡红，脉弦细。于是到医院就诊。胃镜示：胆汁反流性胃炎。进一步对其舌脉象进行分析：苔微黄提示脾胃有内热；舌质红是热证的表现，并且偏向于实热；脉弦细提示邪气滞肝，无法调畅气机，导致人体内的气机郁滞。所以辨证为胃痛之气滞化火证。应当理气清热，养胃止痛，采用百合汤加减治疗。给予百合、乌药、柴胡、黄芩、郁金、木蝴蝶、煅瓦楞子、连翘、玉竹、炒川楝子、炙鸡内金、蒲公英适量。水煎服，每天服用 1 剂。服用 15 剂后，胸骨后疼痛明显减轻，食量也有所增加。继续服用上方 15 剂后，症状基本消失。

2. 平素调护

胃痛除了药物治疗之外，精神与饮食的调护显得尤为重要。注意有规律的生活与饮食习惯，忌暴饮暴食、饥饱不均，尽量避免浓茶、咖啡、烟酒和辛辣等，进食宜细嚼慢咽。同时保持乐观的情绪，避免过度劳累与紧张，这些都是治疗和预防胃痛复发的关键。

第*7*天

便　秘

　　我们周围很多人或有过便秘的经历，或正经受着便秘的痛苦。便秘是临床上最常见的症状之一，主要指排便次数减少、粪便量减少、粪便干结、排便费力等。便秘并不是一个独立的疾病，可以见于很多疾病中。从病因上讲，有些便秘是由于人体某些结构改变而引起的，叫作器质性便秘，还有相当多的便秘患者，经过多方面的检查，没有找到引起便秘的器质性原因，则称为功能性便秘。

　　很多朋友认为便秘不过是大便干燥一些，排便时困难一些，没什么大问题。其实便秘对人体的健康损害极大。例如因排便过分用力造成肛裂、脱肛；更危险的是患有高血压、脑血管病、心脏病的便秘患者，可能会因排便时过分用力而导致血管破裂、心肌梗死，甚至危及生命。因此提示，如果您患有便秘，可能是摊上事了，不在意的话，还可能摊上大事了。

　　还有朋友觉得，不就是大便不通嘛，用点泻药不就得啦。于是，一看几天不大便，就用大黄，开始用6g，后来不管用了，就用12g，最后，不但便秘更厉害了，而且食欲减了，体力差了，到医院就诊，发现结肠都变黑了，这种结肠变黑的病，叫作"结肠黑变病"，与长期使用泻药有关。这就提示，不能一见便秘就用泻药。

　　而有些朋友到处就医，做所谓的"高级"检查，以求确定引起便秘的原因。部分患有便秘的朋友，把治疗便秘的希望寄托在保健品和昂贵的新药特药上。实际上，大家有时忽略了最简单的问题：科学的生活方式是预防和减轻便秘的最基本的方法；舌象的变化是指导便秘防治的重要参考。

　　两个老大爷，都受便秘困扰多年，相约找我就诊。两位老人有许多相似之处：①都是老年男性，一位68岁，另一位71岁；②患病的时间差不多，都是2年多；③排便的时间间隔也都是3～5天；④舌苔都很厚。经过详细全面的望闻问切，我给两个老大爷不同的治疗建议，他们不解，我解释道：

"这就体现了中医的同病异治的治疗思想"。

先说第一位老大爷，军队干部，说话声音高亢，走路风风火火，做事雷厉风行，平时感觉口干，容易发火，大便不但要3～5天才能排1次，并且大便质地较硬。看看老人家的舌头，舌苔真是很厚，但周边和舌尖显露舌质的地方，其颜色是红的，并且舌面较干。我告诉老人家，这反映了体内肠道燥热、津液损伤，导致了大便的排出不畅。属于实性、热性便秘。给处方：麻子仁丸，一种常用的治疗热性便秘的中药方剂。需要注意的是，因其中含通便剂，不适合长期使用。

第二个老大爷就不一样了，老人家是中学教师，平时饭量不大，也不爱活动。最近2年大便不畅，排便很费力，每次都像一次较重的体力活动，累得老大爷汗出气短，排出的大便并不干燥，还软软的。有时，开始的大便稍微硬一些，随之排下的还有点偏稀。看看老人的舌头，胖胖的，舌边还有一些牙齿的印迹，中医叫作"舌边有齿痕"，舌苔很厚，颜色是白的，还有些腻。这是由于气血亏损，消化功能弱，无法正常地消化吸收和排泄，导致了舌苔厚腻。中医把这类情况叫作"本虚标实"。给处方补中益气汤，还加了桔梗等宣肺气的中药。这令老大爷有些不敢相信。我告诉老人：他的便秘属气虚便秘，需要补气，气充足了，推动力就强了，大便排出就顺畅了。

结果是皆大欢喜，两位老人都摆脱了便秘的困扰，成了我的"粉丝"。

1. 辨证论治

上面的例子，实际上涉及了便秘的两个类型，热秘和气虚便秘。而便秘还有很多类型，不同类型的舌象也不尽相同。

（1）阴虚便秘：有的人舌质红，舌体瘦，舌苔少或无苔，解下的大便就像羊屎，这就是阴虚的表现，治疗就不能用上面说的方子了，应该用另一个中医名方，叫作"增液汤"，顾名思义，就是增加人体阴液的。人体的阴液恢复了，肠道不干燥了，大便也自然容易排出了。增液汤内，有3味中药，大家即使不是学中医的，也都听说过这三种药：玄参、麦冬、生地黄。阴阳是动态平衡的，阴液不足了，阳气就偏旺了，阴虚火旺就是指的这种状态。由于火旺，人就容易上火、发脾气、心烦，睡眠也会受影响，治疗的时候，可以在增液汤的基础上加用柏子仁、栝楼仁，既能安神除烦，还能润肠通便。

（2）阳虚便秘：如果患有便秘的这个朋友平时怕冷，不但手脚发凉，连肚子都是凉的，且舌苔淡白，即属于阳虚便秘。生活上应该注意保暖，不要吃生冷的食物。治疗应遵循温阳通便的方法，选用肉苁蓉、牛膝等中药温阳、火麻仁润肠，适当加上枳壳理气以助通便。

（3）血虚便秘：如果舌质淡白又有便秘的这个朋友面色也很淡，口唇也是淡白的，就要考虑血虚便秘了。大家知道一味很好的补血药，叫当归，除了补血，也有通便的作用。气能生血，因此，治疗血虚便秘，除了用当归外，还要用补气的黄芪。前面提到的火麻仁、生地黄也有养血通便的作用。

大家看看，虚性的便秘，类型还真不少，牵扯到气血阴阳。有时候，还有交叉，例如，阴虚和血虚交叉在一起。说明，临床上很多现象是复杂的，必要时候，还是要到医院。不过，您了解了这些知识，在和大夫沟通时，会更到位、更全面。

（4）实性便秘：包括热秘、气秘等。①前面提到的第一位老大爷，舌苔黄厚，舌面少津，属于热秘。②还有一种常见的便秘，舌质是淡的，还有些发紫，提示气的运行不畅，除了排便不畅，还经常唉声叹气，两胁部感觉满满的。这是气秘，不是气的量的不足，而是气的运行不畅，即气滞。治疗就不是补气了，而是要行气了。行气用什么方？中医有个方子，叫六磨汤。服后，大便通畅了，可以改用逍遥散。

2. 平素调护

（1）腹部按摩：从右下腹开始向上、向左，再向下顺时针方向按摩，每天 2～3 次，每次 10～20 回，有良效。适用于各型便秘，特别是实性便秘。

（2）饮食方面：舌质红、舌苔黄厚的便秘患者，饮食要清淡，平时可以适当选择多种水果和蔬菜，例如苹果、杏子、桃子、梨子、桔子、玉米、豌豆、胡萝卜、西红柿、菠菜和花菜等。请尽量选择食用完整的水果而不要只喝果汁。舌质淡白的朋友，平时可以选用核桃肉、黑芝麻等药物，既能补益，还能起到通便的作用。至于舌红少苔的患有便秘的朋友，用枸杞子、菊花、麦冬泡水喝也是一种不错的辅助通便的方法。

（3）其他：消除因便秘而造成的紧张情绪，养成良好的排便习惯，进行适合自身体能的运动，都有助于预防和减轻便秘症状。

参 考 文 献

［1］田代华整理. 黄帝内经・素问. 北京：人民卫生出版社，2005.

［2］田代华，刘更生整理. 灵枢经. 北京：人民卫生出版社，2005.

［3］张仲景. 伤寒论. 北京：人民卫生出版社，2005.

［4］张仲景. 金匮要略. 北京：人民卫生出版社，2005.

［5］郑钦安. 医理真传. 北京：学苑出版社，2009.

［6］冯友兰著，涂又光译. 中国哲学简史. 北京：北京大学出版社，2010.

［7］冯世伦. 中医临床家胡希恕. 北京：中国中医药出版社，2001.

［8］迟华基. 中医临床家张珍玉. 北京：中国中医药出版社，2001.

［10］李乃民，陈贵廷. 中国舌诊大全. 北京：学苑出版社，1994.

［11］费兆馥，顾亦棣. 望舌识病图谱. 第 2 版. 北京：人民卫生出版社，2006.

［12］沈全鱼. 汗证证治. 北京：中医古籍出版社，1989.

［13］殷建祥. 舌诊与中风辨治. 陕西中医学院学报，1995，18（3）：37 −38.

［14］原金隆. 论中风病舌态变化的辨证导向性. 甘肃中医，2011，14（5）：29 −30.

［15］郭丽，李福凤，王忆勤等. 102 例慢性胃炎患者舌象定量分析. 上海中医药大学学报，2003，17（3）：32 −34.

舌诊图谱

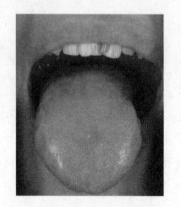

舌淡红，苔薄白

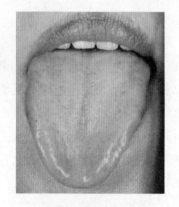

舌淡红，苔黄厚腻

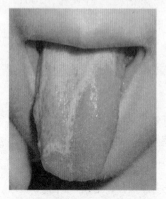

舌质红，白苔剥脱

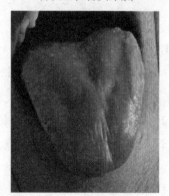

舌红绛，苔剥脱

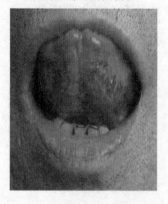

舌下络脉曲张

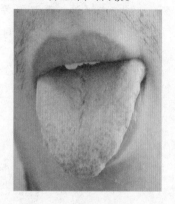

舌尖红，苔白厚

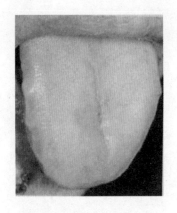

舌淡红，苔白，边有齿痕

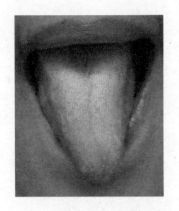

舌质青紫，苔厚腻

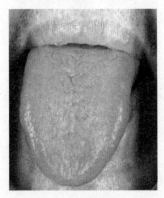

舌红绛，苔薄黄

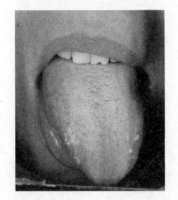

舌质红，苔白厚腻

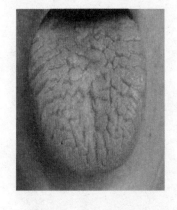

舌质红，舌体裂纹，苔白

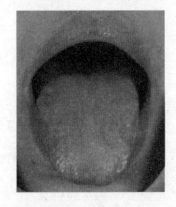

舌暗红，边尖瘀点，苔薄